编　著◎程宝书

中 医 四 小 经 典

白|话|解|口|袋|本

濒湖脉学
白话解

中国健康传媒集团

中国医药科技出版社

图书在版编目（CIP）数据

濒湖脉学白话解/程宝书编著．—北京：中国医药科技出版社，2021.6

（中医四小经典白话解口袋本）

ISBN 978 - 7 - 5214 - 2309 - 9

Ⅰ．①濒…　Ⅱ．①程…　Ⅲ．①脉学 - 译文 - 中国 - 明代　Ⅳ．①R241.1

中国版本图书馆 CIP 数据核字（2021）第 045320 号

美术编辑　陈君杞

版式设计　友全图文

出版　**中国健康传媒集团** | 中国医药科技出版社

地址　北京市海淀区文慧园北路甲 22 号

邮编　100082

电话　发行：010 - 62227427　邮购：010 - 62236938

网址　www.cmstp.com

规格　880 × 1230mm $\frac{1}{64}$

印张　2 $\frac{3}{8}$

字数　57 千字

版次　2021 年 6 月第 1 版

印次　2021 年 6 月第 1 次印刷

印刷　三河市百盛印装有限公司

经销　全国各地新华书店

书号　ISBN 978 - 7 - 5214 - 2309 - 9

定价　**15.00 元**

获取新书信息、投稿、为图书纠错，请扫码联系我们。

内 容 提 要

《濒湖脉学》是明代李时珍撰著的脉学经典名著。他在《脉经》24脉的基础上增加了"长""短""牢"3种脉，使中医脉象增至27种，并以七言绝句的形式编写成朗朗上口、易于记诵的歌诀，是学习脉学的必读之书。

为方便现代读者学习、研究中医脉学，本书保留了《濒湖脉学》原文，用现代语言对其进行白话解。该书内容丰富，语意通俗易懂，适合中医药院校学生、中医药从业者及广大中医药爱好者阅读。

前　言

　　脉诊是中医独特的诊断方法之一，每个从事中医临床的医生都应该熟练地掌握它、运用它。但是"脉理精微，其体难辨""在心易了，指下难明"，致使初学者望而却步。明代著名中医学家李时珍怀揣嘉惠后人之心，采撷历代各家脉论之精华加以取舍，提要钩玄，编成《濒湖脉学》一书。

　　该书扼要地介绍了27种不同脉象的形态、所主病以及相类脉象的鉴别，以歌诀体裁编写，语言简明，比喻生动，论脉简要，易于诵记，便于应用，较全面地叙述了脉诊的有关内容，是一部较好的启蒙性、普及性脉学专著。为后世医家所推崇，故流传甚广。

　　为了给初学中医的学者提供学习脉诊的参考资料，本书对《濒湖脉学》一书进行白话文注解，体例上分为原文、白话解两部分内容。本书参考多种善本及诸家注本，白话解语言浅显易懂，便于理解和记忆。此外，本书开本小，便于携带，可供读者随时查阅、学习。

由于水平有限，疏漏之处在所难免，欢迎广大读者提出宝贵意见，以便今后修订改进。

编　者

2020 年 10 月

目　录

七 言

浮^阳

[原文]

浮脉，举之有余，按之不足（《脉经》）。如微风吹鸟背上毛，厌厌聂聂，轻泛貌。如循榆荚（《素问》）。如水漂木（崔氏）。如捻葱叶（黎氏）。

（浮脉法天。有轻清在上之象。在卦为乾，在时为秋，在人为肺。又谓之毛。太过则中坚旁虚，如循鸡羽，病在外也。不及则气来毛微，病在中也。《脉诀》言：寻之如太过，乃浮兼洪紧之象，非浮脉也。）

[白话解]

浮脉的脉象是脉动显现部位表浅。切脉时用手指轻轻地放于脉管之上，就能感觉到跳动得很明显；而重按时，反倒觉得脉搏跳动力量减弱。好像微风吹动鸟背上的羽毛，轻微的振动；又像摸到榆钱一样，也像摸到水面上漂浮的木块，还像用手指轻轻捻着葱叶。

体状诗

[原文]

浮脉惟从肉上行，如循榆荚似毛轻。

三秋得令知无恙，久病逢之却可惊。

[白话解]

浮脉仅仅呈现于皮肉表层，指下感觉就像轻轻地抚摸在榆钱或羽毛上。在秋季的三个月里，如果感受到浮脉是没病的表现，而久病的人如果出现浮脉，是病情危重的表现。

相类诗

[原文]

浮如木在水中浮，浮大中空乃是芤。

拍拍而浮是洪脉，来时虽盛去悠悠。

浮脉轻平似捻葱，虚来迟大豁然空。

浮而柔细方为濡，散似杨花无定踪。

（浮而有力为洪，浮而迟大为虚，虚甚为散，浮而无力为芤，浮而柔细为濡。）

[白话解]

浮脉好像木头在水上漂浮，浮大脉中间空虚就叫做芤。如果脉象来势波涛汹涌，去势却减缓的是洪脉；浮脉轻缓平和如手捻葱，虚脉来时迟缓大而中空。浮而柔软细小即为濡脉，散脉似杨花飘散，无影无踪。

主病诗

[原文]

浮脉为阳表病居，迟风数热紧寒拘。

浮而有力多风热，无力而浮是血虚。

寸浮头痛眩生风，或有风痰聚在胸。

关上脾虚肝气旺，尺中溲便不流通。

（浮脉主表，有力表实，无力表虚。浮迟中风，浮数风热，浮紧风寒，浮缓风湿，浮虚伤暑，浮芤失血，浮洪虚热，浮散劳极。）

[白话解]

浮脉是阳邪亢盛的表现，主表证。浮脉与迟脉兼见多主中风，浮脉与数脉兼见主热病在表，浮脉与紧脉兼见主寒邪外束。浮而有力多是风热疾患，浮而无力多见于气血亏损。若浮脉仅见于寸部，常为头痛眩晕，或见于风痰之邪积聚胸中。若浮脉见于关部，左关浮，主肝阳有余，右关浮，主脾气偏衰。双手尺部脉呈现浮脉，是肾气衰的表现，可见二便不通。

沉阴

[原文]

沉脉，重手按至筋骨乃得（《脉经》）。如绵裹砂，内刚外柔（杨氏）。如石投水，必极其底。

（沉脉法也，有渊泉在下之象。在卦为坎，在时为冬，在人为肾。又谓之石，亦曰营。太过则如弹石，按之益坚，病在外也。不及则气来虚微，去如数者，病在中也。《脉诀》言缓度三关，状如烂绵者非也。沉有缓数及各部之沉，烂绵乃弱脉，非沉也。）

[白话解]

沉脉，加重力量按到筋骨之间才能感觉到。好像棉絮包裹着砂石，触之有里面坚硬外面柔软的感觉，又像石子投入水中，必须触及其底才能摸到脉形。

七 言

体状诗

[原文]

　　水行润下脉来沉，筋骨之间软滑匀。

　　女子寸兮男子尺，四时如此号为平。

[白话解]

　　沉脉犹如水往低处流，脉来深沉，在筋骨之间搏动软滑均匀。女子寸部男子尺部出现沉脉，一年四季见此脉均为正常。

相类诗

[原文]

　　沉傍筋骨自调匀，伏则推筋着骨寻。

　　沉细如绵真弱脉，弦长实大是牢形。

　　沉行筋间，伏行骨上，牢大有力，弱细无力。

[白话解]

　　沉脉在筋骨之间搏动，脉律调和均匀，伏脉推移到筋骨才可找寻。沉而细软如绵称为弱脉，沉而弦长实大是牢脉之形。

主病诗

[原文]

　　沉潜水蓄阴经病，数热迟寒滑有痰。

　　无力而沉虚与气，沉而有力积并寒。

　　寸沉痰郁水停胸，关主中寒痛不通。

　　尺部遗浊并泄痢，肾虚腰及下元痌。

　　（沉脉主里，有力里实，无力里虚。沉则为气，又主水蓄。沉迟痌冷，沉数内热，沉滑痰食，沉涩气郁，沉弱寒热，沉缓寒湿，沉紧冷痛，沉牢冷积。）

[白话解]

　　沉脉反映水饮停留及三阴经病变，沉兼数脉为里热，沉兼迟脉为内寒，沉兼滑脉为有痰。沉而无力大多是阳虚与气陷，沉而有力是属于积滞和里寒。寸脉沉主痰郁水饮停留胸中，关脉沉主中焦寒冷疼痛不通。尺脉沉主白浊遗精腹泻下痢，或见肾气虚弱腰部及下腹疼。

迟阴

[原文]

迟脉，一息三至，去来极慢（《脉经》）。

（迟为阳不胜阴，故脉来不及。《脉诀》言：重手乃得，是有沉无浮。一息三至，甚为易见。而曰隐隐，曰状且难，是涩脉矣，其谬可知。）

[白话解]

迟脉，一呼一吸之间脉搏动三次，来去极其缓慢。

体状诗

[原文]

迟来一息至惟三，阳不胜阴气血寒。

但把浮沉分表里，消阴须益火之源。

[白话解]

迟脉搏动一息之间只来三次，常见于阳不胜阴、气血虚寒之证。需要结合脉位的浮沉深浅来区分病位的表里，应以补益阳气的方法来治疗阴盛之寒证。

相类诗

[原文]

脉来三至号为迟，小快于迟作缓持。

迟细而难知是涩，浮而迟大以虚推。

（三至为迟，有力为缓，无力为涩。有止为结，迟甚为败，浮大而软为虚。黎氏曰：迟小而实，缓大而慢，迟为阴盛阳衰，缓为卫盛营弱，宜别之。）

[白话解]

脉搏一息三次称为迟脉，比迟脉稍快当作缓脉来看。迟而且脉形细并且搏动艰难的是涩脉，浮而脉迟无力的应该以虚脉来推断。

主病诗

[原文]

迟司脏病或多痰，沉痼癥瘕仔细看。

有力而迟为冷痛，迟而无力定虚寒。

寸迟必是上焦寒，关主中寒痛不堪。

尺是肾虚腰脚重，溲便不禁疝牵丸。

（迟脉主脏，有力冷痛，无力虚寒。浮迟表寒，沉迟里寒。）

七言

[白话解]

迟脉反映病变在脏或者多痰，也可见于癥瘕痼疾，须仔细察看。有力而迟多为寒凝冷痛，无力而迟定是虚寒为患。寸部脉迟必主上焦虚寒，关部脉迟主中焦寒痛不堪。尺部脉迟为肾虚腰脚沉重，大小便失禁，或疝气疼痛牵连睾丸。

数阳

[原文]

数脉，一息六至（《脉经》）。脉流薄疾（《素问》）。

（数为阴不胜阳，故脉来太过。浮沉迟数，脉之纲领。《素问》《脉经》皆为正脉。《脉诀》立七表八里，而遗数脉，止歌于心脏，其妄甚矣。）

[白话解]

数脉，一呼一吸之间搏动六次，脉气流动十分急促、轻快。

体状诗

[原文]

数脉息间常六至，阴微阳盛必狂烦。

浮沉表里分虚实，惟有儿童作吉看。

[白话解]

数脉一呼一吸常来六次，多见于阴液不足，阳气亢盛之证。可见精神烦躁，甚至谵语。数脉若兼浮即为表热；兼沉即为里热；兼无力即为虚热；兼有力即为实热。只有儿童脉来一息六至才可当作正常的脉象。

相类诗

[原文]

数比平人多一至，紧来如索似弹绳。

数而时止名为促，数见关中动脉形。

（数而弦急为紧，流利为滑。数而有止为促，数甚为疾，数见关中为动。）

[白话解]

数脉比正常人的脉象一息多一次，紧脉虽然与数脉均相似，但脉形好似绳索在弹动。数脉中有歇止的名叫促脉，脉数见于关部，且脉形短小的是动脉之形。

七 言

主病诗

[原文]

数脉为阳热可知，只将心肾火来医。

实宜凉泻虚温补，肺病秋深却畏之。

寸数咽喉口舌疮，吐红咳嗽肺生疡。

当关胃火并肝火，尺属滋阴降火汤。

（数脉主腑，有力实火，无力虚火。浮数表热，沉数里热。气口数实肺痈，数虚肺痿。）

[白话解]

数脉属阳，多主热证。多见于心火肾火亢盛。实火宜凉泻，虚火适于温补，深秋时节如果患肺病的人摸到数脉，病情多很危险。寸脉数主咽喉疼痛、口舌生疮，或为吐血，或为咳嗽，肺生脓肿。关脉数右主胃火左为肝火，尺脉数属于真阴亏损，可投用滋阴降火之类的汤药治疗。

滑 阳中阴

[原文]

滑脉，往来前却，流利展转，替替然如珠之应

11

指(《脉经》)。辘辘如欲脱。

(滑为阴气有余,故脉来流利如水。脉者,血之府也。血盛则脉滑,故肾脉宜之。气盛则脉涩,故肺脉宜之。《脉诀》云:按之即伏,三关如珠,不进不退。是不分浮滑、沉滑、尺寸之滑也,今正之。)

[白话解]

滑脉,搏动来去都流利、圆滑,好像圆珠在指下滚动,又好像不断渗出、颗颗滚落的水珠那样。

体状相类诗

[原文]

滑脉如珠替替然,往来流利却还前。

莫将滑数为同类,数脉惟看至数间。

(滑则如珠,数则六至。)

[白话解]

滑脉好像滚动圆滑的珠子不断从指下滑过,往来流畅顺利持续不断。不要把滑脉数脉混为一谈,判断数脉主要还是看至数。

七 言

主病诗

[原文]

滑脉为阳元气衰，痰生百病食生灾。

上为吐逆下蓄血，女脉调时定有胎。

寸滑膈痰生呕吐，吞酸舌强或咳嗽。

当关宿食肝脾热，渴痢癫淋看尺部。

（滑主痰饮，浮滑风痰，沉滑食痰，滑数痰火，滑短宿食。《脉诀》言：关滑胃寒，尺滑脐似冰。与《脉经》言：关滑胃热，尺滑血蓄，妇人经病之旨相反。其谬如此。）

[白话解]

滑脉主阳邪亢盛，可见于元气衰败，大凡因痰引起的疾病和伤食都能见到滑脉。上逆为呕吐下淤成蓄血，妇女脉象滑利定是怀孕的表现。寸脉滑主胸膈有痰而生呕吐，或为吐酸、或为舌强、或为咳嗽。关脉滑主宿食不消、肝脾有热，消渴、下痢、癫疝、淋病，滑脉多出现在尺部。

涩阴

[原文]

涩脉，细而迟，往来难，短且散，或一止复来（《脉经》）。参伍不调（《素问》）。如轻刀刮竹（《脉诀》）。如雨沾沙（通真子）。如病蚕食叶。

（涩为阳气有余，气盛则血少，故脉来蹇滞，而肺宜之。《脉诀》言：指下寻之似有，举之全无。与《脉经》所云，绝不相干。）

[白话解]

涩脉，脉形细小且脉律迟慢，搏动艰难，脉体短而散，或停一次而又重来，脉律不整。好像刀轻轻地刮竹子那样迟慢滞涩，又像沾满雨水的松散沙团那样容易分散，也像病蚕食叶那样缓慢艰难。

体状诗

[原文]

细迟短涩往来难，散止依稀应指间。

如雨沾沙容易散，病蚕食叶慢而艰。

[白话解]

涩脉细迟短涩，往来十分艰难，应于指下浮散无力，好像有停顿，如同沙子沾上雨水那样容易分散，又像病蚕食叶那样缓慢艰难。

相类诗

[原文]

　　参伍不调名曰涩，轻刀刮竹短而难。

　　微似秒芒微软甚，浮沉不别有无间。

（细迟短散，时一止曰涩。极细而软，重按若绝曰微。浮而柔细曰濡。沉而柔细曰弱。）

[白话解]

脉来三五不齐名叫涩脉，好似轻刀刮竹一样，脉形短且应指艰涩。微脉犹如禾芒十分微软，无论浮取沉取皆是若有似无，脉象较难分辨。

主病诗

[原文]

　　涩缘血少或伤精，反胃亡阳汗雨淋。

　　寒湿入营为血痹，女人非孕即无经。

　　寸涩心虚痛对胸，胃虚胁胀察关中。

尺为精血俱伤后，肠结溲淋或下红。

（涩主血少精伤之病。女子有孕为胎病，无孕为败血。杜光庭云：涩脉独见尺中，形散同代，为死脉。）

[白话解]

涩脉因营血虚少或精液亏损所致，反胃呕吐；大汗如雨；寒湿侵入营血而致血痹均可见涩脉。妇女见脉涩，不是怀孕便是闭经。寸脉涩主心气虚胸中疼痛，关部脉涩为脾胃虚弱或两胁胀。尺部脉涩可见于精血俱伤之后，或见于便秘、尿淋、崩漏之证。

虚 阴

[原文]

虚脉，迟大而软，按之无力，隐指豁豁然空（《脉经》）。

（崔紫虚云：形大力薄，其虚可知。《脉诀》言：寻之不足，举之有余。只言浮脉，不见虚状。杨仁斋言：状似柳絮，散漫而迟。滑氏言：散大而软。皆是散脉，非虚也。）

[白话解]

虚脉，脉律搏动迟缓，脉形浮大而软，按之无力，隐约搏动指下，重按取脉有指下忽然空虚的感觉。

体状相类诗

[原文]

举之迟大按之松，脉状无涯类谷空。

莫把芤虚为一例，芤来浮大似慈葱。

（虚脉浮大而迟，按之无力。芤脉浮大，按之中空。芤为脱血，虚为血虚。浮散二脉见浮脉。）

[白话解]

虚脉轻取大而迟缓重按觉得松软，虚脉形状无边际如空谷一般。不要错把芤脉虚脉混为一谈，芤脉搏动浮大，应指好像手握葱管，中空无力。

主病诗

[原文]

脉虚身热为伤暑，自汗怔忡惊悸多。

发热阴虚须早治，养阴益气莫蹉跎。

血不营心寸口虚，关中腹胀食难舒。

骨蒸痿痹伤精血，却在神门两部居。

（《经》曰：血虚脉虚。曰：气来虚微为不及，病在内。曰：久病脉虚者死。）

[白话解]

脉虚身热多因伤于暑热，自汗、怔忡、惊悸也常出现虚脉。发热阴虚必须及早医治，用养阴益气之法，不要贻误病机。血虚不能养心，寸口脉虚，关脉虚主腹胀食滞气郁。若见骨蒸痿痹损伤精血，两尺部脉象呈虚弱之象。

实阳

[原文]

实脉，浮沉皆得，脉大而长。应指幅幅然（《脉经》）。幅幅，坚实貌。《脉诀》言：如绳应指来，乃紧脉，非实脉也。

[白话解]

实脉，无论浮取、沉取都可以触到脉形，脉体大而长，应指强而有力。

体状诗

[原文]

浮沉皆得大而长，应指无虚幅幅强。

热蕴三焦成壮火，通肠发汗始安康。

[白话解]

实脉脉形宽大而且长，浮取、沉取都能摸到。搏动应指有力坚强。主邪热蕴积三焦的实火，用泻下发汗法治疗才可安康。

相类诗

[原文]

实脉浮沉有力强，紧如弹索转无常。

须知牢脉帮筋骨，实大微弦更带长。

（浮沉有力为实，弦急弹指为紧，沉而实大、微弦而长为牢。）

[白话解]

实脉浮取、沉取应指都有力，紧脉如同绳索弹动旋转无常。沉取才可见实脉，浮取、中取则不可见，应注意鉴别。

主病诗

[原文]

实脉为阳火郁成，发狂谵语吐频频。

或为阳毒或伤食，大便不通或气疼。

寸实应知面热风，咽疼舌强气填胸。

当关脾热中宫满，尺实腰肠痛不通。

（《经》曰：血实脉实。曰：脉实者，水谷为病。曰：气来实强，是谓太过。《脉诀》言：尺实小便不禁，与《脉经》尺实小腹痛、小便难之说何反？洁古不知其谬，《诀》为虚寒，药用姜、附，愈误矣。）

[白话解]

实脉为阳邪火热郁结而成，症状见发狂、谵语、呕吐频生。或因阳毒炽盛或饮食伤胃，或因大便不通或气郁疼痛。寸部脉实应知是头面风热盛，可见于咽喉疼痛、舌根强直、气满填胸。关部脉实多为中焦脾胃胀满。尺部脉实多为腰腹疼痛、大便不通。

长 阳

[原文]

长脉，不大不小，迢迢自若（朱氏）。如循长竿末梢，为平。如引绳，如循长竿，为病（《素问》）。

（长有三部之长、一部之长，在时为春，在人为肝。心脉长，神强气壮。肾脉长，蒂固根深。《经》曰：长则气治。皆言平脉也。）

[白话解]

长脉，脉象不大不小，脉体较长，指下好像持着长竿的末梢，这是健康无病的表现；如果像拉直了的绳索，或好像摸着长竿中间又长又硬又直，就是有病的表现。

体状相类诗

[原文]

过于本位脉名长，弦则非然但满张。

弦脉与长争较远？良工尺度自能量。

（实、牢、弦、紧，皆兼长脉。）

[白话解]

脉动应指超过寸关尺脉名叫长脉，弦脉则不同，虽然端直以长，但并不超过三部，就像张满拉紧的弓。弦脉与长脉区别明显，高明的医生能根据其各自的特点来辨明。

主病诗

[原文]

长脉迢迢大小匀，反常为病似牵绳。

若非阳毒癫痫病，即是阳明热势深。

（长主有余之病。）

[白话解]

长脉，脉形大小均匀，脉体较长应指像捏着长竹竿的末梢。如果脉形像拉紧的绳子，不仅长而且硬，是病脉，主阳毒或癫痫之病，是阳明热势十分炽盛的表现。

短 阴

[原文]

短脉，不及本位。《脉诀》。应指而回，不能满部。《脉经》。

（戴同父云：短脉只见尺寸，若关中见短，上不通寸，下不通尺，是阴阳绝脉，必死矣。故关不诊短。黎居士云：长短未有定体，诸脉举按之。过于本位者为长，不及本位者为短。长脉属肝，宜于春；短脉属肺，宜于秋。但诊肝肺，长短自见。短脉两头无，中间有，不及本位，乃气不足以前导其血也。)

[白话解]

短脉，脉形短，不能达到正常脉象搏动的位置，在指下刚一触及就缩回去了，不能充满寸关尺三部。

体状相类诗

[原文]

两头缩缩名为短，涩短迟迟细且难。

短涩而沉肺肾病，或因气塞或因痰。

（涩、微、动、结，皆兼短脉。）

[白话解]

脉来两头回缩称作短脉，涩脉虽短又见迟细艰难。短而涩兼沉主肺肾有病，或因气塞不通或因有痰。

主病诗

[原文]

短脉惟于尺寸寻，短而滑数酒伤神。

浮为血涩沉为痞，寸主头疼尺腹疼。

（《经》曰：短则气病。短主不及之病。）

[白话解]

短脉只能在尺部寸部找到，短而滑数是因为饮酒过量而伤神。短兼浮主血少兼沉为胸腹痞满，寸脉短主头疼，尺脉短多主腹疼。

洪阳

[原文]

洪脉，指下极大（《脉经》）。来盛去衰（《素问》）。来大去长（通真子）。

（洪脉在卦为离，在时为夏，在人为心。《素问》谓之大，亦曰钩。滑氏曰：来盛去衰，如钩之曲，上而复下。应血脉来去之象，象万物敷布下垂之状。詹炎举言：如环珠者非。《脉诀》云：季夏宜之，秋季、冬季，发汗通阳，俱非洪脉所宜。盖谬也。）

[白话解]

洪脉，在指下搏动极其洪大，来势强盛，去势渐弱，来时粗大，去时延长。

体状诗

[原文]

　　脉来洪盛去还衰，满指滔滔应夏时。

　　若在春秋冬月里，升阳散火莫狐疑。

[白话解]

　　脉搏来时洪大强盛，去时衰微，切脉指下盈满如滔滔洪水，是夏季的平脉。如果在春秋冬季见到洪脉，治疗用升阳散火法，不必迟疑。

相类诗

[原文]

　　洪脉来时拍拍然，去衰来盛似波澜。

　　欲知实脉参差处，举按弦长愊愊坚。

　　（洪而有力为实，实而无力为洪。）

[白话解]

　　洪脉来时如江水拍岸，去时衰弱，来时强盛就像大浪。要想知道实脉洪脉区别之处，可以根据实脉轻取重按都是弦长而坚硬的特点。

主病诗

[原文]

　　脉洪阳盛血应虚，火热炎炎心病居。

25

胀满胃翻须早治，阴虚泄痢可踌躇。

寸洪在左主心炎，右寸洪时肺不堪。

肝火胃虚关内察，肾虚阴火尺中看。

（洪主阳盛阴虚之病，泄痢失血久嗽者忌之。《经》曰：形瘦脉大，多气者死。曰：脉大则病进。）

[白话解]

洪脉主病阳邪亢盛阴血亏虚，症状表现为火旺身热心火炽。腹部胀满反胃呕吐的患者见此脉必须及早治疗，阴虚泄泻下痢见洪脉，属于病情复杂的情况，治疗应该慎重考虑。左手寸部脉洪是心火上炎，右手寸部脉洪是肺部隐患。左关脉洪为肝火，右关脉洪为脾胃虚弱，两尺脉洪是肾阴不足，虚火扰动。

微阴

[原文]

微脉，极细而软，按之如欲绝，若有若无（《脉经》）。细而稍长（戴氏）。

（《素问》谓之小。又曰：气血微则脉微。）

[白话解]

微脉，脉形极细而软，重按就好像要消失一样，若有若无。脉体细但比正常脉象稍长。

体状相类诗

[原文]

微脉轻微瞥瞥乎，按之欲绝有如无。

微为阳弱细阴弱，细比于微略较粗。

（轻诊即见，重按如欲绝者，微也。往来如线而常有者，细也。仲景曰：脉瞥瞥如羹上肥者，阳气微。萦萦如蚕丝细者，阴气衰。长病得之死，卒病得之生。）

[白话解]

微脉搏动十分轻微漂浮而柔，稍微重按就要消失一样似有若无。微脉主阳气弱而细脉主阴血虚，细脉与微脉相比较脉体较粗。

主病诗

[原文]

气血微兮脉亦微，恶寒发热汗淋漓。

男为劳极诸虚候，女作崩中带下医。

寸微气促或心惊，关脉微时胀满形。

尺部见之精血弱，恶寒消瘅痛呻吟。

（微主久虚血弱之病，阳微恶寒，阴微发热。《脉诀》云：崩中日久肝阴竭，漏下多时骨髓枯。）

[白话解]

阳气阴血衰微时脉象也微，症状见恶寒发热、大汗淋漓。男子如果见到微脉多为五劳六极、诸虚劳损，女子脉微应从崩漏及带下异常考虑。寸脉微多见气急喘促或心悸，关脉微多见腹部胀满脾胃虚。尺部见微脉则是血少精亏，症见恶寒、消渴、腹痛而呻吟。

紧阳

[原文]

紧脉，来往有力，左右弹人手（《素问》）。如转索无常（仲景）。数如切绳（《脉经》）。如纫箄线（丹溪）。

（紧乃热为寒束之脉，故急数如此，要有神气。《素问》谓之急。《脉诀》言：寥寥入尺来。崔氏言：如线，皆非紧状。或以浮紧为弦，沉紧为牢。
亦近似耳。）

[白话解]

紧脉，搏动来去都有力，左旋右转弹动医者的
手指。好像绞转的绳索不断转动。脉来紧急又像手
按在拉紧的绳索上，还像拉紧串连竹筏的线绳紧张
有力。

体状诗

[原文]

举如转索切如绳，脉象因之得紧名。

总是寒邪来作寇，内为腹痛外身疼。

[白话解]

轻取重按脉搏都像绳索转动，这种脉象因此得
到紧脉之名。紧脉是寒邪侵犯所致，如果病位在里
会出现腹痛，病位在表会出现全身疼痛的表现。

相类诗

见弦、实。

主病诗

[原文]

紧为诸痛主于寒，喘咳风痫吐冷痰。

浮紧表寒须发越，紧沉温散自然安。

寸紧人迎气口分，当关心腹痛沉沉。

尺中有紧为阴冷，定是奔豚与疝疼。

（诸紧为寒、为痛。人迎紧盛伤于寒。气口紧盛伤于食。尺紧痛居其腹。沉乃疾在其腹。中恶浮紧，咳嗽沉紧，皆主死。）

[白话解]

紧脉主寒邪作祟的各种疼痛，并主喘咳、癫痫、吐痰清稀色白等诸多病患。脉象浮紧主寒在体表需发散，脉象沉紧温散里寒自然平安。寸部脉紧应分左右，左为人迎，右为气口。关部脉紧见于心腹疼痛。尺部脉紧主阴寒内盛，有的表现为奔豚，有的为疝气疼痛。

缓 阴

[原文]

缓脉，去来小驶于迟（《脉经》）。一息四至

（戴氏）。如丝在经，不卷其轴，应指和缓，往来甚匀（张太素）。如初春杨柳舞风之象（杨玄操）。如微风轻飐柳梢（滑伯仁）。

（缓脉在卦为坤，在时为四季，在人为脾。阳寸、阴尺，上下同等。浮大而软，无有偏胜者，平脉也。若非其时，即为有病。缓而和匀，不浮不沉，不疾不徐，不微不弱者，即为胃气。故杜光庭云：欲知死期何以取，古贤推定五般土。阳土须知不遇阴，阴土遇阴当细数。详《玉函经》。）

[白话解]

缓脉，搏动稍快于迟脉，一呼一吸之间跳动四次。好像丝线在织机上，机轴还没有卷紧时候的状态，在指下搏动平和缓慢，往来十分均匀。又像初春的杨柳在和风中舞动的形象。也像风轻轻地吹动柳梢。

体状诗

[原文]

缓脉阿阿四至通，柳梢袅袅飐轻风。

欲从脉里求神气，只在从容和缓中。

[白话解]

缓脉和缓，一呼一吸搏动四次，好像柳梢在轻风中袅袅飘动。要想从脉象里寻求神气的有无，需要看脉象是否来去从容和缓。

相类诗

见迟脉。

主病诗

[原文]

缓脉营衰卫有余，或风或湿或脾虚。

上为项强下痿痹，分别浮沉大小区。

寸缓风邪项背拘，关为风眩胃家虚。

神门濡泄或风秘，或是蹒跚足力迁。

（浮缓为风，沉缓为湿，缓大风虚，缓细湿痹，缓涩脾虚，缓弱气虚。《脉诀》言：缓主脾热口臭、反胃、齿痛、梦鬼诸病。出自杜撰，与缓无关。）

[白话解]

缓脉主营气衰卫气有余之证，或受风邪或因湿滞或为脾虚。病位在上症见颈项强硬，病位在下则见腰脚痿痹，需结合脉位浮、沉脉形大小区分各种症状。寸脉缓主因受风邪所致项背拘急，关脉缓多为风邪所致的眩晕或脾胃虚弱之证。尺部脉缓病为濡泄或为风秘，或是步履蹒跚，两足无力。

芤阳中阴

[原文]

芤脉，浮大而软，按之中央空，两边实（《脉经》）。中空外实，状如慈葱。

（芤，慈葱也。《素问》无芤名。刘三点云：芤脉何似？绝类慈葱，指下成窟，有边无中。戴同父云：营行脉中，脉以血为形。芤脉中空，脱血之象也。《脉经》云：三部脉芤，长病得之生，卒病得之死。《脉诀》言：两头有，中间无，是脉断截矣。又言：主淋沥，气入小肠，与失血之候相反。误世不小。）

[白话解]

芤脉，轻取脉象浮大而软，重按便觉得中间空，两边实。芤脉中间空外边实，形状如同葱的葱管一样。

体状诗

[原文]

芤形浮大软如葱，边实须知内已空。

火犯阳经血上溢，热侵阴络下流红。

[白话解]

芤脉形状浮大而软好像葱管，外边虽实但须知道内部已空。多因火热之邪侵犯三阳经，迫血妄行所致咳吐衄血，或因热侵三阴经络而引起便血、血崩。

相类诗

[原文]

中空旁实乃为芤，浮大而迟虚脉呼。

芤更带弦名曰革，芤为失血革血虚。

[白话解]

中间空两旁实的脉象称作芤，脉来浮大而迟应作虚脉称呼。芤脉兼有脉管弦紧的叫革脉，芤脉是因失血，革脉是因血虚。

主病诗

[原文]

寸芤积血在于胸，关里逢芤肠胃痈。

尺部见之多下血，赤淋红痢漏崩中。

[白话解]

寸脉见芤主失血心悸怔忡，关脉见芤主大量呕血吐红。尺脉见芤多主下部大出血，常见尿血、便血，或崩中漏下。

弦 阳中阴

[原文]

弦脉，端直以长（《素问》）。如张弓弦（《脉经》）。按之不移，绰绰如按琴瑟弦（巢氏）。状若筝弦（《脉诀》）。从中直过，挺然指下（《刊误》）。

（弦脉在卦为震，在时为春，在人为肝。轻虚以滑者平，实滑如循长竿者病，劲急如新张弓弦者死。池氏曰：弦紧而数劲为太过，弦紧而细为不及。戴同父曰：弦而软，其病轻；弦而硬，其病重。《脉诀》言：时时带数。又言：脉紧状绳牵。皆非弦象，今削之。)

[白话解]

弦脉，脉体端直而长。好像拉紧的弓弦。重按也不移动，长而有余就如同按着琴瑟的丝弦。弦脉的形状；好像放风筝的线绳。弦脉从三部中间直直通过，挺直地在指下搏动。

体状诗

[原文]

弦脉迢迢端直长，肝经木旺土应伤。

怒气满胸常欲叫，翳蒙瞳子泪淋浪。

[白话解]

弦脉的脉形端正平直而且较长，多因肝气亢盛导致胃脾损伤。患者怒气满胸，常想呼叫，或见翳蒙瞳子眼泪汪汪。

相类诗

[原文]

弦来端直似丝弦，紧则如绳左右弹。

紧言其力弦言象，牢脉弦长沉浮间。

（又见长脉。）

[白话解]

弦脉端正伸直状若丝弦，紧脉如同绳索左弹右弹。紧脉主要看脉的力量，弦脉主要看脉体的形象，牢脉弦长应在浮沉之间。

主病诗

[原文]

　　肝胆脉弦阴阳分，饮痰寒热疟缠身。

　　浮沉迟数须分别，大小单双有重轻。

　　寸弦头眩膈多痰，寒热癥瘕察左关。

　　关右胃寒胸腹痛，尺中阴疝脚拘挛。

　　（弦为木盛之病。浮弦支饮外溢，沉弦悬饮内痛，疟脉自弦。弦数多热，弦迟多寒。弦大主虚，弦细拘急。阳弦头痛，阴弦腹痛。单弦饮癖，双弦寒痼。若不食者，木来克土，必难治。）

[白话解]

　　肝胆病见脉弦邪有阴阳之分，或为痰饮病或发寒热疟缠身。弦脉有兼浮沉迟数的不同需仔细分辨，弦脉有大小单双疾病有重轻。寸脉弦主头晕或胸膈多痰，寒热往来癥瘕之病诊左关。右关现弦主脾胃有寒及胸腹痛，尺部现弦主阴疝及两脚拘挛。

革 阴

[原文]

革脉，弦而芤（仲景）。如按鼓皮（丹溪）。

（仲景曰：弦则为寒，芤则为虚。虚寒相搏，此名曰革。男子亡血失精，妇人半产漏下。《脉经》曰：三部脉革，长病得之死，卒病得之生。时珍曰：此即芤、弦二脉相合，故均主失血之候。诸家脉书皆以为牢脉，故或有革无牢，有牢无革，混淆不辨。不知革浮牢沉，革虚牢实，形证皆异也。又按《甲乙经》曰：浑浑革革，至如涌泉。病进而危，弊弊绰绰，其去如弦绝者死。谓脉来浑浊革变，急如涌泉，出而不反也。王叔以为溢脉，与此不同。）

[白话解]

革脉，是弦脉和芤脉复合而成的脉象，脉象弦急而中空。好像按鼓皮的感觉，外表绷紧，其内空虚。

体状主病诗

[原文]

革脉形如按鼓皮，芤弦相合脉寒虚。

女人半产并崩漏，男子营虚或梦遗。

[白话解]

革脉的脉形好像按着鼓皮，芤弦脉象相合主体虚感寒。女见革脉多是小产或崩漏，男见革脉多是血虚或梦遗。

相类诗

见芤、牢。

牢 阴中阳

[原文]

牢脉，似沉似伏，实大而长，微弦（《脉经》）。

（扁鹊曰：牢而长者，肝也。仲景曰：寒则牢坚，有牢固之象。沈氏曰：似沉似伏，牢之位也。实大弦长，牢之体也。《脉诀》不言形状，但云寻之则无，按之则有。云：脉入皮肤辨息难。又以牢为死脉，皆孟浪谬误。）

[白话解]

牢脉，像沉脉又像伏脉，脉体实大而长，稍带弦象。

体状相类诗

[原文]

　　弦长实大脉牢坚，牢位常居沉伏间。

　　革脉芤弦自浮起，革虚牢实要详看。

[白话解]

牢脉脉象弦长实大而又实坚，牢脉位置常在沉伏脉间。革脉芤脉弦脉均在浮部出现，革脉虚，牢脉实要详细诊断。

主病诗

[原文]

　　寒则牢坚里有余，腹心寒痛肝乘脾。

　　疝㿗癥瘕何愁也，失血阴虚却忌之。

（牢主寒实之病，木实则为痛。扁鹊云：软为虚，牢为实。失血者，脉宜沉细，反浮大而牢者死。虚病见实脉也。《脉诀》言：骨间疼痛，气居于表。池氏以为肾传于脾，皆谬妄不经。）

七 言

[白话解]

牢脉主寒邪凝滞的里实证脉象牢坚邪气有余，症见心腹寒痛或见肝气犯脾。癥疝瘕癖见到牢脉预后较好，如果失血和阴虚出现牢脉，预后则不良。

濡阴　即软字

[原文]

濡脉，极软而浮细，如绵在水中，轻手相得，按之无有（《脉经》）。如水上浮沤。

（帛浮水中，重手按之，随手而没之象。《脉诀》言：按之似有举还无。是微脉，非濡也。）

[白话解]

濡脉，脉来极其柔软而浮细，如同丝棉浮在水中，用手轻轻循摸便可得到，重按就摸不着了。又像水面上漂浮着松软的腐烂物质。

体状诗

[原文]

濡形浮细按须轻，水面浮绵力不禁。

病后产中犹有药，平人若见是无根。

[白话解]

濡脉脉位浮脉形细软，寻按要轻，好像绵絮在水面上漂着不能承受任何力量。病后或妇女产后见濡脉还可用药，如果无病之人见到濡脉则是无根之脉，属于病情危重的表现。

相类诗

[原文]

浮而柔细知为濡，沉细而柔作弱持。

微则浮微如欲绝，细来沉细近于微。

（浮细如绵曰濡，沉细如绵曰弱，浮而极细如绝曰微，沉而极细不断曰细。）

[白话解]

脉位浮脉形柔细的脉象是濡脉，脉位沉脉形细而柔软应作弱脉看待。微脉脉位浮而微细脉来欲绝，细脉搏动沉细和微脉近似。

主病诗

[原文]

濡为亡血阴虚病，髓海丹田暗已亏。

汗雨夜来蒸入骨，血山崩倒湿浸脾。

寸濡阳微自汗多，关中其奈气虚何。

尺伤精血虚寒甚，温补真阴可起疴。

（濡主血虚之病，又为伤湿。）

[白话解]

濡脉主亡血或阴虚病证，髓海空虚，精血暗耗，骨蒸潮热，或崩漏都可以见到濡脉。此外，湿邪困脾。寸部脉濡多为阳气衰微汗出不止，关部脉濡多为中气虚弱。尺部脉濡多为精血两伤，虚寒已极，温补真阴可使久病沉疴获愈。

弱阴

[原文]

弱脉，极软而沉细，按之乃得，举手无有（《脉经》）。

（弱乃濡之沉者。《脉诀》言轻手乃得，黎氏譬如浮沤。皆是濡脉，非弱也。《素问》曰：脉弱以滑，是有胃气。脉弱以涩，是谓久病。病后老弱见之顺，平人少年见之逆。）

[白话解]

弱脉，是脉象极其柔软而沉细的脉，重按才能得到，轻取不能摸出。

体状诗

[原文]

> 弱来无力按之柔，柔细而沉不见浮。
>
> 阳陷入阴精血弱，白头犹可少年愁。

[白话解]

弱脉搏动无力，重按虽能应指，但感觉脉来柔软而细小。脉象柔细而沉不能现于浮部。弱脉多为阳气衰微陷入阴血，是病情渐重的表现。此时患者精血虚弱，老人精血渐衰，出现脉弱还尚可，少年见弱脉就是患病的表现了。

相类诗

见濡脉。

主病诗

[原文]

> 弱脉阴虚阳气衰，恶寒发热骨筋痿。
>
> 多惊多汗精神减，益气调营急早医。

寸弱阳虚病可知，关为胃弱与脾衰。

欲求阳陷阴虚病，须把神门两部推。

（弱主气虚之病。仲景曰：阳陷入阴，故恶寒发热。又云：弱主筋，沉主骨。阳浮阴弱，血虚筋急。柳氏曰：气虚则脉弱，寸弱阳虚，尺弱阴虚，关弱胃虚。）

[白话解]

弱脉多见于阴精虚损阳气衰微，症状可见恶寒发热骨痿筋痿。或见惊悸，或见多汗、精神疲惫，治疗应该及早采用益气血调营卫的方法。寸部脉弱可以知晓是阳虚，关部脉弱大多是脾胃衰弱。要想诊察阳气阴精亏损之病，还须把两手尺部脉仔细诊测。

散阴

[原文]

散脉，大而散，有表无里（《脉经》）。涣漫不收（崔氏）。无统纪，无拘束，至数不齐，或来多去少，或去多来少，涣散不收，如杨花散漫之象

(柳氏)。

（戴同父曰：心脉浮大而散，肺脉短涩而散，平脉也。心脉软散，怔忡。肺脉软散，汗出。肝脉软散，溢饮。脾脉软散，胕肿，病脉也。肾脉软散，诸病脉代散，死脉也。《难经》曰：散脉独见则危。柳氏曰：散为气血俱虚，根本脱离之脉。产妇得之生，孕妇得之堕。）

[白话解]

散脉，脉形宽大但散乱无力，浮取应指，沉取不得，脉象涣散不能收敛。来去也不规则，无拘无束，搏动次数不整齐，或者来得多去得少，或者去得多来得少，好像杨花飘落，指下感觉浮散而乱。

体状诗

[原文]

　　散似杨花散漫飞，去来无定至难齐。

　　产为生兆胎为堕，久病逢之不必医。

[白话解]

散脉好似杨花散漫纷飞，搏动没有规律也不整齐。临产见散脉有堕胎的可能，久病见到散脉应急速求医，是病情危重的表现。

相类诗

[原文]

　　散脉无拘散漫然，濡脉浮细水中绵。

　　浮而迟大为虚脉，芤脉中空有两边。

[白话解]

　　散脉搏动不齐毫无约束，濡脉脉象浮细无力如水中漂浮之绵。浮而迟大是虚脉的特点，芤脉中间空虚只能摸到两边。

主病诗

[原文]

　　左寸怔忡右寸汗，溢饮左关应软散。

　　右关软散胻胕肿，散居两尺元气乱。

[白话解]

　　左寸脉散为心悸、怔忡。右寸脉散多出现自汗，溢饮病左关脉象应该软散。右关软散为脾虚，腿脚多发浮肿，散脉在两尺则是元气溃乱。

细阴

[原文]

细脉，小大于微而常有，细直而软，若丝线之应指（《脉经》）。

（《素问》谓之小。王启玄言：如莠蓬，状其柔细也。《脉诀》言：往来极微，是微反大于细矣，与经相背。）

[白话解]

细脉，脉象稍稍大于微脉，比微脉常见，脉象细直而无力，好像丝线一样应于指下。

体状诗

[原文]

细脉累累细如丝，应指沉沉无绝期。

春夏少年俱不利，秋冬老弱却相宜。

[白话解]

细脉搏动接连不断，形细如丝，往来指下虽深沉却不绝迹。春夏季节及年轻人见到细脉，是身体异常的表现，秋冬季节及年老体弱之人脉细小却很适宜。

相类诗

见微、濡。

主病诗

[原文]

细脉萦萦血气衰，诸虚劳损七情乖。

若非湿气侵腰肾，即是伤精汗泄来。

寸细应知呕吐频，入关腹胀胃虚形。

尺逢定是丹田冷，泄痢遗精号脱阴。

（《脉经》曰：细为血少气衰。有此证则顺，否则逆。故吐衄得沉细者生，忧劳过度者，脉亦细。）

[白话解]

细脉缠绵主血虚气衰证，多出现在各种虚损劳伤的病中，这些病一般因为七情失调所致，还可因湿气侵犯腰肾，或由伤精、自汗、泄泻所致。寸部脉细患者常呕吐频频，关部脉细常见腹部胀脾胃虚损。尺部见细脉，定是丹田寒冷，或是泄痢遗精的脱阴之证。

伏_阴

伏_阴

[原文]

伏脉，重按着骨，指下裁动（《脉经》）。脉行筋下（《刊误》）。

（《脉诀》言：寻之似有，定息全无。殊为舛谬。）

[白话解]

伏脉，重按指力按压到骨骼，切脉指下才能隐隐感觉有脉动。伏脉脉象搏动在筋的下面。

体状诗

[原文]

伏脉推筋着骨寻，指间裁动隐然深。

伤寒欲汗阳将解，厥逆脐疼证属阴。

[白话解]

伏脉推筋按骨才可找寻到，指下搏动是隐约的，脉位是非常深沉的。伤寒见伏脉是阳气振奋欲发汗而解之象，四肢厥逆，脐腹冷痛时见伏脉，其证属阴。

50

七　言

相类诗

见沉脉。

主病诗

[原文]

伏为霍乱吐频频，腹痛多缘宿食停。

蓄饮老痰成积聚，散寒温里莫因循。

食郁胸中双寸伏，欲吐不吐常兀兀。

当关腹痛困沉沉，关后疝疼还破腹。

（伤寒，一手脉伏曰单伏，两手脉伏曰双伏。不可以阳证见阴为诊，乃火邪内郁，不得发越，阳极似阴，故脉伏，必有大汗而解。正如久旱将雨，六合阴晦，雨后庶物皆苏之义。又有夹阴伤寒，先有伏阴在内，外复感寒，阴盛阳衰，四肢厥逆，六脉沉伏，须投姜附，及灸关元，脉乃复出也。若太溪、冲阳皆无脉者必死。《脉诀》言：徐徐发汗。洁古以麻黄附子细辛汤主之，皆非也。刘元宾曰：伏脉不可发汗。）

[白话解]

伏脉主病是霍乱呕吐频频，或主宿食停顿引起的腹痛。或是水饮老痰而形成积聚，治疗不可固守温里散寒的方法。胸中食滞气郁见双寸脉伏，表现为想吐吐不出，头目昏沉。关脉伏主腹痛、身重困，尺脉伏主疝气，腹痛剧烈。

动 阳

[原文]

动脉，动乃数脉，见于关上下，无头尾，如豆大，厥厥动摇。

（仲景曰：阴阳相搏，名曰动。阳动则汗出，阴动则发热。形冷恶寒，此三焦伤也。成无己曰：阴阳相搏，则虚者动。故阳虚则阳动，阴虚则阴动。庞安常曰：关前三分为阳，后三分为阴，关位半阴半阳，故动随虚见。《脉诀》言：寻之似有，举之还无，不离其处，不往不来，三关沉沉。含糊谬妄，殊非动脉。詹氏言：其形鼓动如钩、如毛者，尤谬。）

[白话解]

动脉就是数脉的一种，见于关部上下，脉位短

52

小没有头尾，犹如豆粒一般大小，应指明显动摇
不止。

体状诗

[原文]

　　动脉摇摇数在关，无头无尾豆形团。

　　其原本是阴阳搏，虚者摇兮胜者安。

[白话解]

　　动脉在关部摇动，脉律较快，应指感觉无头无
尾像圆圆的豆粒一样搏动。出现动脉的原因是阴阳
互相搏击，虚者脉象动摇，强者脉气平安。

主病诗

[原文]

　　动脉专司痛与惊，汗因阳动热因阴。

　　或为泄痢拘挛病，男子亡精女子崩。

（仲景曰：动则为痛为惊。《素问》曰：阴虚阳
搏，谓之崩。又曰：妇人手少阴脉动甚者，妊
子也。）

[白话解]

　　动脉主病多是惊悸与疼痛，或主阳虚多汗和阴

湿热盛。或为泄泻下痢或经脉拘挛，或为男子亡精或女子血崩。

促阳

[原文]

促脉，来去数，时一止复来（《脉经》）。如蹶之趣，徐疾不常（黎氏）。

（《脉经》但言数而止为促。《脉诀》乃云：并居寸口，不言时止者，谬矣。数止为促，缓止为结，何独寸口哉？）

[白话解]

促脉，来去都现数象，有时停一下又重来。促脉就像让瘸子快走，快慢没有一定规律。

体状诗

[原文]

促脉数而时一止，此为阳极欲亡阴。

三焦郁火炎炎盛，进必无生退可生。

[白话解]

促脉搏动急数，时有一停，是阳邪极盛将要亡阴之象。三焦郁火炎炎，炽盛上蒸，如果脉来歇止次数增多是代表病情加重，如果脉来歇止次数减少是病情缓解的表现。

相类诗

见代脉。

主病诗

[原文]

促脉惟将火病医，其因有五细推之。

时时喘咳皆痰积，或发狂斑与毒疽。

（促主阳盛之病。促、结之因，皆有气、血、痰、饮、食五者之别。一有留滞，则脉必见止也。）

[白话解]

促脉是火热内盛的表现，病的起因有气、血、痰、饮、食五种，应仔细推敲。若出现气喘咳嗽都因痰积，或见发狂和发斑或见毒疽。

结^阴

结 ^阴

[原文]

结脉，脉来缓，时一止复来（《脉经》）。

（《脉诀》言：或来或去，聚而却还，与结无关。仲景有累累如循长竿曰阴结，蔼蔼如车盖曰阳结。《脉经》又有如麻子动摇，旋引旋收，聚散不常者曰结，主死。此三脉，名同实异也。）

[白话解]

结脉，搏动缓慢，时而有一歇止，止后又重来。

体状诗

[原文]

结脉缓而时一止，独阴偏盛欲亡阳。

浮为气滞沉为积，汗下分明在主张。

[白话解]

结脉搏动迟缓时而有一歇止，只因阴邪偏盛阳气将要衰亡。脉浮见结主气滞，脉沉见结主寒积，脉浮宜采用汗法，脉沉者宜用下法，要分辨仔细。

相类诗

见代脉。

主病诗

[原文]

结脉皆因气血凝，老痰结滞苦沉吟。

七 言

内生积聚外痈肿，疝瘕为殃病属阴。

（结主阴盛之病。越人曰：结甚则积甚，结微则气微。浮结外有痛积，伏结内有积聚。）

[白话解]

结脉出现都因为气血凝滞，症状见老痰结滞，不通则痛，患者常因病情痛苦呻吟。体内生积聚体表发生痈肿，以及疝气癥瘕等病属于阴证的能见到结脉。

代阴

[原文]

代脉，动而中止，不能自还，因而复动（仲景）。脉至还入尺，良久方来（吴氏）。

（脉一息五至，肺、心、脾、肝、肾五脏之气皆足，五十动而一息，合大衍之数，谓之平脉。反此则止乃见焉。肾气不能至，则四十动一止；肝气不能至，则三十动一止。盖一脏之气衰，而他脏之气代至也。经曰：代则气衰。滑伯仁曰：若无病羸瘦脉代者，危脉也。有病而气血乍损，气不能续者，只为病脉。伤寒心悸脉代者，复脉汤主之。妊娠脉代者，其胎百日。代之生死，不可不辨。）

[白话解]

代脉，搏动时有中止，并且很久不能恢复，歇止较长时间后又重新开始搏动。脉刚来就缩入尺部，很久才能再来。

体状诗

[原文]

动而中止不能还，复动因而作代看。

病者得之犹可治，平人却与寿相关。

[白话解]

脉搏时有中止很长时间才能恢复，过一段时间才又重新搏动，可视作代脉。有病时见到代脉还可以医治，无病时见到代脉病情危重。

相类诗

[原文]

数而时止名为促，缓止须将结脉呼。

止不能回方是代，结脉代重自殊途。

（促结之止无常数，或二动三动，一止即来。代脉之止有常数，必依数而止，还入尺中，良久方来也。）

[白话解]

脉搏急数而有歇止名叫促脉，脉搏徐缓而有歇止称作结脉。脉动中有停止且停顿时间较长就是代脉，一般结脉病轻，代脉病情重，应该分开。

主病诗

[原文]

代脉都因元气衰，腹疼泄痢下元亏。

或为吐泻中宫病，女子怀胎三月兮。

（《脉经》曰：代散者死，主泄及便脓血。）

[白话解]

出现代脉是因元气衰微所致，症见腹痛、泻痢、下元亏损。或为呕吐、泻泄、脾胃有病，或为女子怀孕三月之后。

[原文]

五十不止身无病，数内有止皆知定。四十一止一脏绝，四年之后多亡命。三十一止即三年，二十一止二年应。十动一止一年殂，更观气色兼形证。

两动一止三四日，三四动止应六七。五六一止七八
朝，次第推之自无失。

（戴同父曰：脉必满五十动，出自《难经》。而
《脉诀》五脏歌，皆以四十五动为准。乖于经旨。
柳东阳曰：古以动数候脉，是吃紧语。须候五十动，
乃知五脏缺失。今人指到腕臂，即云见了。夫五十
动，岂弹指间事耶。故学者当诊脉、问证、听声、
观色，斯备四诊而无失。）

[白话解]

脉搏跳动五十次没有间歇是身体无病的表现，
跳动数目中有间歇病情尚可预估其发展。跳动四十
次停一次是一个脏气衰绝，四年之后大多都会失去
生命。跳动三十次停一次会在三年丧生，跳动二十
次停一次会在两年内发病，跳动十次停一次会在一
年后死去，还要观察患者的气色和病情。跳动两次
停一次只能存活三四天，跳动三四次停一次只能存
活六七天，跳动六七次停一次只能存活七八天，按
照这种方法推断不会有错失。

四言举要

（一）经脉与脉气

[原文]

脉乃血脉，气血之先。血之隧道，气息应焉。

其象法地，血之府也。心之合也，皮之部也。

资始于肾，资生于胃。阳中之阴，本乎营卫。

营者阴血，卫者阳气。营行脉中，卫行脉外。

脉不自行，随气而至。气动脉应，阴阳之义。

气如橐龠，血如波澜。血脉气息，上下循环。

十二经中，皆有动脉。惟手太阴，寸口取决。

此经属肺，上系吭嗌。脉之大会，息之出入。

一呼一吸，四至为则。日夜一万，三千五百。

一呼一吸，脉行六寸。日夜八百，十丈为准。

[白话解]

脉就是血脉，是全身气血运行的先决条件，是气血运行的通道，脉的搏动与呼吸相应，血脉的走行就像地面上江河的河道一样，脉就是血液的府库。

脉与心脏相合，在外遍布于皮肤肌肉。

脉气根源于先天之本肾的元气，受后天之本胃气得滋养。它属于阳中之阴。脉气依靠行于脉中的营气和行于脉外的卫气的配合。血脉自身不能单独运行血液，一定要随着脉气而运血，才能使血行脉中不息。脉气的运动可以从脉象上反映出来，气为阳，血为阴，脉气行血，正是阴阳作用的体现。脉气的运动就像风箱鼓动吹火一样，血液受到脉中气的推动就会掀起波澜，气血往复运行于全身脉中，而循环不息。

人体的十二条经脉中，虽然都有可触及的脉搏搏动的部位，但是，只有手太阴经行于寸口的部位，可以作为诊断疾病的依据。此经属于肺脏，向上联系着咽喉，是各条经脉的汇聚之所，与呼吸之气的出入有密切的联系。

一呼一吸的过程，称为一息。一息之内，正常的脉象常搏动四次。在一昼夜之内，呼吸有一万三千五百次。在一呼一吸的时间里，脉中血液向前推进六寸，一昼夜中，血液前进八百一十丈的距离，这是一般的衡量标准。

（二）部位、诊法

[原文]

初持脉时，令仰其掌。掌后高骨，是谓关上。

关前为阳，关后为阴。阳寸阴尺，先后推寻。

心肝居左，肺脾居右。肾与命门，居两尺部。

魂魄谷神，皆见寸口。左主司官，右主司府。

左大顺男，右大顺女。本命扶命，男左女右。

关前一分，人命之主。左为人迎，右为气口。

神门决断，两在关后。人无二脉，病死不救。

男女脉同，惟尺则异。阳弱阴盛，反此病至。

脉有七诊，曰浮中沉。上下左右，消息求寻。

又有九候，举按轻重。三部浮沉，各候五动。

寸候胸上，关候膈下。尺候于脐，下至跟踝。

左脉候左，右脉候右。病随所在，不病者否。

[白话解]

刚开始切脉的时候，需要让患者手腕伸直，手掌心向上。掌后的高骨内侧搏动处，称为关上，即关部。关前为阳部，关后为阴部。阳部即寸部，阴部即尺部。切脉时，要在关部前后即寸、关、尺三部用适当之力仔细推寻诊察。

寸口分候脏腑，左手的寸部候心，关部候肝，右手的寸部候肺，关部候脾。左右尺部分候肾与命门。肝（魂）、肺（魄）、脾（谷）、心（神）等脏腑的功能，都表现在寸口脉上。左手脉多诊察五脏的病证，右手脉多诊察六腑的病证。一般男人的左脉比右脉大，女人的右脉比左脉大。若诊断人体的先天和后天精气的盛衰，注意男人是切左手脉为主；女人切右手脉为主。

关前一分为寸部，可诊心肺之病，关系到人命安危。左寸部称为人迎，右寸部称为气口。尺部脉的诊察非常重要，两手尺部都在关部之后。尺部候肾内蕴真阴真阳，是生命之本，若两尺部无脉，病情危重，很难治愈。

男人和女人的脉象基本相同，只有尺部脉有些不同。男人尺部脉较弱，女人尺部脉较盛。如果与此相反，即是有病的表现。

诊脉有"七诊"之法、就是浮、中、沉、上（关前）、下（关后）、左、右七种诊法。用这七种诊法去仔细诊察疾病，就可测知病的轻重。还有"九候"之法，即用轻按、重按等手法，在寸、关、尺三部诊察浮、中、沉三候的脉象，在每部的每一候中，至少要等待脉动五次。只有这样细致的诊脉，才能对脉象变化有深刻的了解。

寸部脉，可以诊胸中心肺之病；关部脉，可以诊膈下肝脾之病；尺部脉，可以诊脐以下至足跟的肾脏病。左手脉诊左边病，右手脉诊右边病，那一边的脉有变动，即是发生疾病的一边。没有病的人，脉就没有变动。

（三）五脏平脉

[原文]

浮为心肺，沉为肾肝。脾胃中州，浮沉之间。

心脉之浮，浮大而散。肺脉之浮，浮涩而短。

肝脉之沉，沉而长弦。肾脉之沉，沉实而软。

脾胃脉来，总宜和缓。命门元阳，两尺同断。

春弦夏洪，秋毛冬石。四季和缓，是谓平脉。

太过实强，病生于外。不及虚微，病生于内。

春得秋脉，死在金日。五脏准此，推之不失。

四时百病，胃气为本。脉贵有神，不可不审。

[白话解]

心肺之脉脉位浮，肝肾之脉脉位沉，脾胃位于中焦，脉位也在浮沉之间。心脉之浮，浮大而无力；肺脉之浮，涩滞而体短。肝脉之沉，沉而弦长；肾脉之沉，沉实而濡。脾胃五行属土，脉以和缓为宜。命门寄藏相火，相火过亢易使心火过旺。因此，左手寸部也可以诊断命门的病证。

正常的脉象，在春季较弦；在夏季较为洪大；在秋季脉象似羽毛较为浮浅；在冬季脉象似石头沉于水中较为沉实。四季的脉象虽稍有不同，但均有从容和缓的表现，称为平脉。脉象搏指的力量若明显超过正常，则病位在表，多见于外感病；脉象搏指的力量若明显弱于正常，而虚弱微小的，则病位在里，多为脏气受损所致。患者在春季里出现秋季的脉象，即是金克木的现象，如果再逢金日，则肝木更经不起克制，自有危险的可能。五脏病的轻重，一般都可根据这种五行生克的关系，来推算它，在一年四季中，不论患什么病，在脉象上都要有胃气为基础才好。所谓有胃气的脉，就是脉象和缓，接近正常脉，既不过大，亦不过小，既不过强，亦不过弱。有胃气则生，无胃气则死，是决定疾病转归的重要问题。脉中最好还要有神气，没有神气，也是危险的。所谓有神，就是脉象既柔和，而又有力量，表现精气盛满，正气旺盛。在诊察疾病时，关于这些方面，也不可不审查清楚。

（四）辨脉提纲

[原文]

调停自气，呼吸定息。四至五至，平和之则。

三至为迟，迟则为冷。六至为数，数即热证。

转迟转冷，转数转热。迟数既明，浮沉当别。

浮沉迟数，辨内外因。外因于天，内因于人。

天有阴阳，风雨晦冥。人喜怒忧，思悲恐惊。

外因之浮，则为表证。沉里迟阴，数则阳盛。

内因之浮，虚风所为。沉气迟冷，数热何疑。

浮数表热，沉数里热。浮迟表虚，沉迟冷结。

表里阴阳，风气冷热。辨内外因，脉证参别。

脉理浩繁，总括于四。既得提纲，引申触类。

[白话解]

医生在诊脉的时候，必须保持自己的呼吸调匀，以一呼一吸作为一息。每一息脉动四次，两次呼吸之间有时跳一次则为五次，一息脉动四或五次的，为气血平和的正常脉象，可作为衡量脉象是否正常的准则。

一息脉动三次的，称为迟脉，出现迟脉的多为寒证；一息脉动六次的，称为数脉，出现数脉的多为热证。一般脉动变为迟脉的，病证多转为寒证；脉动变为数脉的，病证多转为热证。迟脉和数脉的临床意义明确之后，还应当辨别清楚浮脉和沉脉的临床意义。

在脉象的浮、沉、迟、数的变化中，可以辨识疾病的发生原因，分清是内因还是外因。外因是指自然界气候的变化，内因是指人自身的影响。自然界有寒热的变化，会出现风、雨及昏暗、阴沉的天气。人自身会有喜、怒、忧、思、悲、恐、惊七情的变化。

在因感受外邪所发生的病中，脉浮的为表证；脉沉的为里证。脉迟的为阴寒证；脉数的为阳盛之实热证。在因内伤七情所发生的病中，脉浮的多为血虚、阴虚而动风；脉沉的病多在气；脉迟的多为寒证；脉数的多为热证。这是脉象的一般规律，不用怀疑。

脉浮数，多为表热证；脉沉数，多为里热证；脉浮迟，多为表虚证；脉沉迟，多为体内寒邪积滞。因此，辨别疾病在表、在里，属阴、属阳，是风病还是气病，是寒病还是热病。或者是要辨清发病的原因，是内因还是外因，都要把脉象和其他症状结合起来，综合分析判断。

脉学理论繁多复杂，归纳起来，可概括为四大类：浮、沉、迟、数。以此作为纲领，就能深刻领会，以达到触类旁通的目的。

（五）诸脉形态

[原文]

浮脉法天，轻手可得。泛泛在上，如水漂木。

有力洪大，来盛去悠。无力虚大，迟而且柔。

虚甚则散，涣漫不收。有边无中，其名曰芤。

浮小为软，绵浮水面。软甚则微，不任寻按。

沉脉法地，近于筋骨。深深在下，沉极为伏。

有力为牢，实大弦长。牢甚则实，愊愊而强。

无力为弱，柔小如绵。弱甚则细，如蛛丝然。

迟脉属阴，一息三至。小快于迟，缓才及四。

二损一败，病不可治。两息夺精，脉已无气。

浮大虚散，或见芤革。浮小濡微，沉小细弱。

迟细为涩，往来极难。似止非止，短散两兼。

结则来缓，止而复来。代则来缓，止不能回。

数脉属阳，六至一息。七疾八极，九至为脱。

浮大者洪，沉大牢实。往来流利，是谓之滑。

有力为紧，弹如绳转。数见寸口，有止为促。

数见关中，动脉可候。厥厥动摇，状如小豆。

长则气治，过于本位。长而端直，弦脉应指。

短则气病，不能满部。不见于关，惟尺寸候。

[白话解]

浮脉浮于肌表皮下，就像天之阳气的轻清上浮之性。切按浮脉，轻轻地用手触到皮肤，就能感觉到脉搏跳动，脉象轻轻地浮于皮肤表面，好像木头漂浮在水面上一样。

脉浮大有力的，称为洪脉，其脉象来时盛大有力，去时缓慢衰减。脉浮大无力的，称为虚脉，其脉率较慢，而且脉体柔软。

比虚脉更加无力的，则为散脉，散脉浮取散漫，脉律不齐。脉浮而中空，在脉管两边有脉，而中间无脉的，称为芤脉。

脉浮而细软的为濡脉，就像浮在水面的绵絮。比濡脉更细更软的，则为微脉，微脉是经不起重按，按之欲绝。

沉脉像地气一样沉重、下降，必须采用重指力取脉，在靠近筋骨的地方才能触及。若脉象沉入深部至极者，称为伏脉。

沉脉有力充实，并端直而弦长的，为牢脉。比牢脉更坚实有力的，称为实脉，搏指坚实而力强。

脉沉无力而脉体细小，柔软如绵絮的，为弱脉。比弱脉脉形更细的，则为细脉，就像蛛丝一样。

迟脉为属阴的脉象，一息搏动三至。脉律稍稍快于迟脉且每息一般不足四至的，为缓脉。

若一息之内，脉搏动两次的，称为损脉；一息之内，脉搏动一次的，称为败脉。脉象中出现损脉或败脉的，治疗非常困难。如果两息的时间内，脉搏动一次的，为夺精脉，此种脉象为精气衰亡的表现。

浮大的脉象有虚脉、散脉，而芤脉、革脉的脉象与之相似，但有按之中空的表现。若脉位浮而脉形小的脉见于濡脉和微脉。脉位沉而脉形小的脉见于细脉和弱脉。

若脉来迟缓而脉形细小的，称为涩脉，其脉象往来艰难涩滞，有时容易散乱，在多次的搏动中间有一次歇止，一止以后又恢复搏动。

结脉脉象搏动较为缓慢，并且中间有歇止，歇止间隔没有规律，歇止后可暂时恢复搏动。代脉脉象的搏动也是缓慢的，并且也间有歇止，歇止时间较长，恢复搏动较为困难。

数脉为属阳的一类脉象，一息之间，脉象搏动六次。若脉动比数脉更快，达一息七至者，为疾脉；一息八至者，为极脉；一息九至者为脱脉。

脉象浮大而有力者为洪脉。沉大而有力者，为牢脉和实脉。脉象往来流利者，称为滑脉。

脉来有力，如牵绳转索而弹指者，为紧脉。寸口脉律较快，并有歇止的，为促脉。

脉来数而见于关部者，为动脉。动脉脉象短小如豆，搏动像豆粒跳动一样急促。

长脉主气血充盛而平和，是健康人常见的脉象。其脉体较长，超过寸、关、尺三部。若脉体长而较直，且应指紧张的，为弦脉。

短脉多见于气虚或气滞，其脉形短而不能满于三部。短脉在关部无异常变化，只有在尺部或寸部才可以比较明显地体察出来。所以说，短脉不是寸部不显，就是尺部不显。

（六）诸脉主病

[原文]

一脉一形，各有主病。数脉相兼，则见诸证。

浮脉主表，里必不足。有力风热，无力血弱。

浮迟风虚，浮数风热。浮紧风寒，浮缓风湿。

浮虚伤暑，浮芤失血。浮洪虚火，浮微劳极。

浮软阴虚，浮散虚剧。浮弦痰饮，浮滑痰热。

[白话解]

每一种脉象均有各自特有的形态，每一种脉象又各有相应的主病。若多种脉象相兼出现，那么这个疾病中可见到这几种脉所主的证候。

浮脉多主表证，若无表证而见浮脉，则必定是里虚证。浮而有力的主风热表证，浮而无力的为内伤血虚。

脉浮而迟缓，为风虚病；浮数为风热表证；浮紧为风寒表证；浮缓为风湿表证。

浮而无力的脉见于伤暑病中。浮芤脉象为失血病。慢性病中的浮而洪大的脉象，为阴虚火旺。浮而微弱的脉，多见于五劳六极等病中。

浮软为阴虚病，浮散为严重的虚证，浮弦为痰饮停聚，浮滑为疾热内盛。

[原文]

沉脉主里，主寒主积。有力痰食，无力气郁。

沉迟虚寒，沉数热伏。沉紧冷痛，沉缓水蓄。

沉牢痼冷，沉实热极。沉弱阴虚，沉细痹湿。

沉弦饮痛，沉滑宿食。沉伏吐利，阴毒聚积。

[白话解]

沉脉多主病在里，以及寒证或积滞等病。有力的沉脉，主痰饮病或食积病。无力的沉脉，主气郁病。

脉沉而迟为虚寒病。沉而数为体内有热邪未散。沉而紧为内部受寒作痛。沉而缓为体内有水饮积蓄。

脉沉而牢多为久病不愈之寒积，沉而实多为热盛之极，沉而弱多为阴虚，沉而细多为湿痹之证。

脉沉而弦，多为水饮内停或疼痛。沉而滑多为宿食停滞不消之证。沉而伏多为吐泻过甚，正气大伤，气血不能外达，或见于体内阴毒、积聚等病证。

[原文]

迟脉主脏，阳气伏潜。有力为痛，无力虚寒。

数脉主腑，主吐主狂。有力为热，无力为疮。

[白话解]

迟脉主五脏的病，为阳气内伏的表现。迟而有力，多见于疼痛；迟而无力，多见于虚寒。

迟脉主腑的病，多为呕吐、狂躁等病。数而有力为热证，数而无力为疮疡。

[原文]

滑脉主痰，或伤于食。下为蓄血，上为吐逆。

涩脉少血，或中寒湿。反胃结肠，自汗厥逆。

弦脉主饮，病属胆肝。弦数多热，弦迟多寒。

浮弦支饮，沉弦悬痛。阳弦头痛，阴弦腹痛。

[白话解]

病理的滑脉，多为痰湿，或伤食，或下部蓄血病，或上部呕吐等病。

涩脉主营血亏虚，或伤于寒湿。也可见于反胃病、结肠病及自汗、手足厥逆等病中。

弦脉主水饮病，弦脉往往提示病位为肝胆。弦数脉多为热证，弦迟脉多为寒证。浮弦脉见于支饮，沉弦脉见于悬饮。寸部脉弦者，多为头痛；尺部脉弦者，多见于腹痛。

[原文]

紧脉主寒，又主诸痛。浮紧表寒，沉紧里痛。

长脉气平，短脉气病。细脉气少，大则病进。

浮长风痛，沉短宿食。血虚脉虚，气实脉实。

洪脉为热，其阴则虚。细脉为湿，其血则虚。

[白话解]

紧脉主寒证，也可见于各种疼痛。浮紧脉多见于风寒袭表，沉紧多见于体内的疼痛。

脉长多为气血充盛，身体健康的表现，脉短多为气机不畅之病，脉细多为气虚，脉形宽大则为病势加重。脉浮而长多为风痛，脉沉而短多为饮食积滞，气机不畅。总之，人体血虚则脉亦虚弱，人体正气旺盛则脉亦实大有力。

洪脉主热盛，热盛伤阴，故阴液不足。细脉主湿证，湿邪困脾，脾虚气血化生不足，故易血虚。

[原文]

缓大者风，缓细者湿。缓涩血少，缓滑内热。

软小阴虚，弱小阳竭。阳竭恶寒，阴虚发热。

阳微恶寒，阴微发热。男微虚损，女微泻血。

阳动汗出，阴动发热。为痛与惊，崩中失血。

虚寒相搏，其名为革。男子失精，女子失血。

[白话解]

脉缓而脉形宽大者，多为伤于风邪；脉缓而形细者，多为伤于湿邪。脉缓而涩，多为血少；脉缓而滑，多为内热。

脉软小，主阴虚；脉细弱，主阳气将竭。阳竭的患者，多有恶寒的表现；阴虚的患者，多有发热的表现。

寸部脉微，多出现恶寒；尺部脉微，多出现发热。男人脉微，为虚损证；女人脉微，为泄泻或失血之证。

寸部为动脉，多出现汗出；尺部为动脉，多出现发热。动脉还可见于疼痛、惊风、崩漏及失血等病中。

虚和寒的脉象相兼，即空虚无力而浮紧的脉，称为革脉。革脉多见于男子的失精及女子的失血等病证。

[原文]

阳盛则促，肺痈阳毒。阴盛则结，疝瘕积郁。

代则气衰，或泄脓血。伤寒心悸，女胎三月。

[白话解]

阳气亢盛，可出现促脉，如肺痈、热毒亢盛等病可见促脉。阴寒内盛，可出现结脉，如疝气、癥瘕、郁证等病可见结脉。

代脉多为正气衰弱，如脓血久流不止等。代脉还可见于伤寒病中出现心悸的时候，或孕妇怀孕三个月左右。

（七）杂病脉象

[原文]

脉之主病，有宜不宜。阴阳顺逆，凶吉可推。

中风浮缓，急实则忌。浮滑中痰，沉迟中气。

尸厥沉滑，卒不知人。入脏身冷，入腑身温。

[白话解]

各种脉象都有其相应的主病，某些病中出现某种脉象适宜，若出现另一种脉象便不适宜。即脉症一致主顺，为吉兆，如阳证见阳脉。脉症不一致主逆，为凶兆，如阳证见阴脉。由此可根据病证与脉象对应关系，推测疾病的阴阳、顺逆、吉凶等变化。

中风病属于虚证，脉宜浮缓，不宜脉数而坚实有力。脉浮滑为中痰，见于痰迷昏厥，沉迟为中气，见于气虚昏厥。

尸厥的脉象是沉而滑的，症状是卒然昏厥，不知人事。邪气因侵袭部位不同而症状各异，邪气伤脏，则身体寒冷；邪气伤腑，则身体温暖。

[原文]

风伤于卫，浮缓有汗。寒伤于营，浮紧无汗。

暑伤于气，脉虚身热。湿伤于血，脉缓细涩。

伤寒热病，脉喜浮洪。沉微涩小，症反必凶。

汗后脉静，身凉则安。汗后脉躁，热甚必难。

[白话解]

风邪外袭卫表，风性开泄，耗伤卫气，常见脉

80

浮缓而汗出。寒邪侵袭人体营气，寒性收引、凝滞，常见脉浮紧、无汗等证候。

夏季时伤暑，由于暑热伤气，故脉虚而身热。湿邪易阻遏气机，湿邪侵入血分，血流不畅，脉多缓而细涩。

外感寒邪、入里化热所发生的热病，阳气旺盛，血流通畅，脉象多浮洪，为顺证。若脉象沉微而涩小，则脉症不符，必定是凶险之病。

出汗以后，脉象平静缓和如同正常，而且身上热势已退恢复正常，为病情趋于痊愈的表现。汗出以后，脉象躁急而数，同时高热不退，则病势加重，较难治疗。

[原文]

饮食内伤，气口急滑。劳倦内伤，脾脉大弱。

欲知是气，下手脉沉。沉极则伏，涩弱久深。

火郁多沉，滑痰紧食。气涩血芤，数火细湿。

滑主多痰，弦主留饮。热则滑数，寒则弦紧。

浮滑兼风，沉滑兼气。食伤短疾，湿留软细。

疟脉自弦，弦数者热。弦迟者寒，代散者折。

泄泻下痢，沉小滑弱。实大浮洪，发热则恶。

呕吐反胃，浮滑者昌。弦数紧涩，结肠者亡。

霍乱之候，脉代勿讶。厥逆迟微，是则可怕。

[白话解]

若饮食不加节制，伤及肠胃，其脉象在寸口部有数而兼滑的表现。过度或长期的劳累疲倦，成为致病因素，可损伤身体脏腑气血。因脾主肌肉，主四肢，过劳更易伤脾。因此，右关部脾脉虚大或细弱。

要想知道病位是否在气分，就看脉象表现是否为沉脉。沉脉进一步发展，脉位继续变深，便可形成伏脉。若再兼有涩脉或弱脉，可知患病日久，病势深重了。

若内火郁滞不能宣散外达，易使气血郁滞，于是脉位多沉。脉滑多为痰邪为患，脉紧多为饮食损伤。气虚或气滞等气病则多为涩脉，急性失血则多为芤脉。脉数为火热甚，脉细为兼有湿邪。

滑脉多见于痰湿内盛，弦脉多见于水饮内停。热迫血行，故热盛则气血流畅，脉象滑数；寒性凝滞收引，感寒则经脉挛缩，脉象弦紧。

脉象浮而滑，为疾病兼感风邪。脉象沉而滑，往往兼有气滞一类的实证。饮食不节所致的损伤，形成气滞则脉短；郁而化热则脉疾。湿浊内停，易伤脾气，则脉多见濡细。

疟疾病在半表半里，属少阳经脉，脉象多弦急。弦而兼数为有热，弦而兼迟为有寒。疟疾中若出现代脉或散脉，多为正气衰败，病情严重，危及生命。

泄泻下痢的患者，由于气血的损伤，脉象多见沉小滑弱。若脉象见实大浮洪，并兼有发热症状，则病情加重。

出现呕吐反胃病证的患者，出现浮滑脉的，说明正气未衰，预后较好。若出现弦数紧涩的脉象，则说明经脉拘急，病情严重，若兼有腹痛大便不通，为胃气不降所引起，病情凶险。

上吐下泻交作的霍乱病，因骤然间气血错乱，而出现代脉，是常有的事，不必惊讶。若发展到四肢寒凉，脉象迟微，甚或突然昏倒，不省人事之时，最是可怕，这是阳气衰亡的表现。

[原文]

咳嗽多浮，聚胃关肺。沉紧小危，浮软易治。

喘急息肩，浮滑者顺。沉涩肢寒，散脉逆症。

病热有火，洪数可医。沉微无火，无根者危。

骨蒸发热，脉数而虚。热而涩小，必殒其躯。

劳极诸虚，浮软微弱。脾败双弦，火炎急数。

[白话解]

常见的咳嗽病，多属外感病，故多见浮脉。病邪聚集于肺部，但也与胃有一定关系。咳嗽病若见到沉紧的脉象，是比较危险的。若见到浮濡的脉象，则病轻而易于治疗，表明肺中邪气不甚。

喘息急促，呼吸困难，甚至张口抬肩，而脉象浮滑的，多病情较轻，预后良好。若脉象沉涩而四肢寒冷的，或兼又有散脉出现的，为正气大伤，病逆难治，预后不良。

各种热病都因体内有火，脉象洪数正是有火热的反映，是易于治愈的。热病却出现沉微的脉象，则表明体内已无火热；若见无根的脉象，则表明元气衰亡，病情危重。

骨蒸发热的病证，属于阴虚证，脉象多数而无力；若热势加重而脉象涩小，可见阴虚已极，有生命垂危之兆。

五劳、六极各种虚损的病证，脉象多见浮软微弱。若肝木旺而脾土弱，则两手脉象均见弦脉；若火热内盛，则脉象可见急数。

[原文]

诸病失血，脉必见芤。缓小可喜，数大可忧。

瘀血内蓄，却宜牢大。沉小涩微，反成其害。

[白话解]

各种急性大量失血的病证，必然会出现芤脉。若芤脉逐渐转为缓小，是较好的表现，反映虽气血不足，但正气还未大伤。若芤脉转为数大，则病情加重，多为气随血脱，病情令人担忧。

各种瘀血积蓄于体内的病证，多见牢大的脉象，表明正气尚旺。若脉象沉小涩微，为气血俱衰，危害更大。

[原文]

遗精白浊，微涩而弱。火盛阴虚，芤软洪数。

三消之脉，浮大者生。细小微涩，形脱可惊。

小便淋闭，鼻头色黄。涩小无血，数大何妨。

大便燥结，须分气血。阳数而实，阴迟而涩。

[白话解]

遗精病和白浊病，因损伤精气，脉多微涩而无力。若虚火日盛，阴虚更重，则会出现芤、濡、洪、数等不同的脉象。

三消病证多为燥热之病，脉象宜见浮大，脉症相应，容易治疗。若脉象细小或微涩，并且身体消瘦，是阴虚极甚的表现，病情严重。

小便涩痛或小便不通的病证，同时鼻头色黄的，分虚实两种。兼有脉象涩小的，为血虚；兼有脉象数大的，为湿热。湿热证较容易治疗，危害不大。

大便燥结不通，辨证时必须分清病在气分，还是血分。病在气分的，属阳证，为高热伤津，脉实有力；病在血分的，属阴证，为阴血亏虚，脉迟而涩。

[原文]

癫乃重阴，狂乃重阳。浮洪吉兆，沉急凶殃。

痫脉宜虚，实急者恶。浮阳沉阴，滑痰数热。

喉痹之脉，数热迟寒。缠喉走马，微伏则难。

诸风眩晕，有火有痰。左涩死血，右大虚看。

头痛多弦，浮风紧寒。热洪湿细，缓滑厥痰。

气虚弦软，血虚微涩。肾厥弦坚，真痛短涩。

[白话解]

癫症是阴气盛的病；狂症是阳气盛的病。脉象浮洪是脉症相应，预后较好；脉象沉数是脉症不符，预后不良。

痫证证候属虚，脉象宜虚。如果脉象坚实弦急，为病势加重，不易治愈。脉浮的为阳证；脉沉的为阴证；脉滑为痰多；脉数为热盛。

喉痹病的脉象有数有迟。数为热证；迟为寒证。缠喉风、走马喉风均是喉痹重证，多属风火痰热上涌，脉宜浮洪或浮滑。若脉微或沉伏，必难治疗。

各种风病的头目眩晕，病因有属火旺的，也有属痰多的。左手脉涩，多为瘀血所致；右手脉大，多为虚证所致。

头痛病所出现的脉象，多为弦脉。脉浮者多为外感风邪，脉紧者多为外感寒邪。属热者则脉洪，有湿者则脉细，脉象缓而滑者，多为气虚挟痰。

头痛病属气虚者，脉象多弦而无力；头痛病属血虚者，则脉微而涩。肾气厥逆性头痛，脉象弦而坚实。头痛剧烈者，脉多短涩。

[原文]

心腹之痛，其类有九。细迟愈速，浮大延久。

疝气弦急，积聚在里。牢急者生，弱急者死。

腰痛之脉，多沉而弦。兼浮者风，兼紧者寒。

弦滑痰饮，软细肾着。大乃肾虚，沉实闪肭。

脚气有四，迟寒数热。浮滑者风，软细者湿。

痿病肺虚，脉多微缓。或涩或紧，或细或软。

风寒湿气，合而为痹。浮涩而紧，三脉乃备。

五疸实热，脉必洪数。涩微属虚，切忌发渴。

[白话解]

心腹部疼痛，有九种类型。脉细迟的预后较好，脉浮大的病情难愈。

疝气病，多见弦急脉，为体内肿块阻滞气血所致，脉象牢急者，易于治愈；脉细弱而数的，则十分危险。

腰痛病的脉象，多见沉而弦。若为浮弦的，则为风邪为患；兼有紧象的，为感受寒邪。沉紧为内寒，浮紧为外寒。脉象弦滑者，多兼有痰饮；脉象濡细者，多为寒湿所致的肾着病；脉大无力者，为肾虚；脉沉实者，为腰部闪挫外伤。

脚气病分为寒、热、风、湿四种。脉迟的为寒证；脉数的为热证；脉浮滑的为风邪为患；脉濡细的为湿邪内阻。

肢体痿软的痿病多因肺虚所引起，其脉象多为微、缓一类的虚脉，或兼涩脉，或兼紧脉，或兼细脉，或兼濡脉等。

风、寒、湿三种邪气同时侵袭人体，留滞肢体关节，以致气血不畅而发生肢体疼痛麻木的痹证，其脉象多为浮、涩、紧三种并见。

疸病有黄疸、黑疸、酒疸、谷疸、女劳疸五种，多属实热，脉象必为洪数脉。若脉象涩微者，属于虚寒。若出现口渴，则病重难治。

[原文]

脉得诸沉，责其有水。浮气与风，沉石或里。

沉数为阳，沉迟为阴。浮大出厄，虚小可惊。

胀满脉弦，脾受肝虐。湿热数洪，阴寒迟弱。

浮为虚满，紧则中实。浮大可治，虚小危极。

五脏为积，六腑为聚。实强者轻，沉细者剧。

中恶腹胀，紧细者生。脉若浮大，邪气已深。

[白话解]

水气为患的水肿病，脉象多沉。若脉象浮者，多为风邪外袭引起的风水相搏；若脉象沉者，多因水气在内。脉沉数者，为阳水；脉沉迟者，为阴水；脉浮大者，是病势好转，脱离危险；脉虚小者，是正气亏虚，难以治愈，为病重表现。

胀满病中，脉象弦者，是肝木乘脾土；脉象数洪者，属湿热蕴结；脉象迟弱者，属阴寒内盛；脉象浮者，为虚性胀满；脉象紧者，为腹中有实滞。总之，胀满病脉象浮大者，病轻可治；脉象虚小者，病危难治。

邪气聚积于五脏者，称为积。聚积于六腑者，名为聚。积聚病，脉象实强者，病轻易治；脉象沉细者，病重难治。

中恶病出现腹胀，脉象紧细者，正气未败，病轻尚有生机。若脉象浮大者，是正气衰败，邪气深重的表现。

[原文]

痈疽浮散，恶寒发热。若有痛处，痈疽所发。

脉数发热，而痛者阳。不数不热，不疼阴疮。

未溃痈疽，不怕洪大。已溃痈疽，洪大可怕。

肺痈已成，寸数而实。肺痿之形，数而无力。

肺痈色白，脉宜短涩。不宜浮大，唾糊呕血。

肠痈实热，滑数可知。数而不热，关脉芤虚。

微涩而紧，未脓当下。紧数脓成，切不可下。

[白话解]

痈疽病中多见浮散脉。兼有恶寒发热的症状，若局部有明显的疼痛，这就是痈疽所发生的部位。

痈疽病脉数而有发热、疼痛者的为阳证；脉不数，不发热，无疼痛者，为阴证的疮疡。

没有破溃的痈疽，脉象洪大的，为脉症相合，病情不重。痈疽破溃之后，脓血已出，还兼有脉象洪大者，多为邪气未尽、正气耗损，病情较重，必须慎重处理。

肺痈是实热证，肺痈已经形成的时候，寸部脉数而坚实有力。肺痿是虚证，肺痿的脉象多数而无力。

肺痈病出现面色发白时，气血已虚，脉象宜短而涩，不宜出现浮大脉，否则可能出现咳唾黏稠痰，或呕吐脓血。

肠痈属实热证，由滑数脉象可以诊察。若脉象数而非实热证，此时关部会出现芤脉或虚脉。

肠痈病若出现微涩而紧的脉象，提示尚未成脓，应当采用攻下的治法。当脉象已变为紧数脉时，则提示已成脓，切不可采用攻下的治法。

（八）妇儿脉法

[原文]

妇人之脉，以血为本。血旺易胎，气旺难孕。

少阴动甚，谓之有子。尺脉滑利，妊娠可喜。

滑疾不散，胎必三月。但疾不散，五月可必。

左疾为男，右疾为女。女腹如箕，男腹如釜。

欲产之脉，其至离经。水下乃产，未下勿惊。

新产之脉，缓滑为吉。实大弦牢，有症则逆。

[白话解]

妇人的体质是以血为根本的。血气旺盛的人，容易受孕；气旺而血不旺的人，难以受孕。妇人少阴之脉搏动明显而滑利的，为已妊娠之象。尺部脉滑利的，表现气血旺盛，可见于妊娠有喜之脉。孕妇脉滑速流利而不散乱的，多为怀孕已经三个月；若脉来去速而不散，仍很滑利，以此可知已怀孕五个月了。

孕妇左脉脉律较快的，为男胎；右脉脉律较快的，为女胎。有女胎的孕妇腹部如簸箕底般的隆起，形状圆而宽；有男胎的孕妇腹部如锅底般的突出，其状尖圆。

将要生产的时候，脉搏滑利而数，称为离经脉。在这种情况下，如果见到羊水流下，是即将生产了；在没有羊水流下时，是产时未到，不必惊慌紧张。

刚刚生产之后的脉象，以缓而滑利为好的表现。若见到实脉、大脉、弦脉、牢脉等脉象，同时还有不适等病证表现的，就是病情较重的表现了。

［原文］

小儿之脉，七至为平。更察色证，与虎口文。

［白话解］

小儿的脉象，以一息七至为正常。诊小儿病时，除诊脉以外，更重要的是观察气色变化，症状表现，以及小儿脉纹的形色。

（九）奇经八脉诊法

［原文］

奇经八脉，其诊又别。直上直下，浮则为督。

牢则为冲，紧则任脉。寸左右弹，阳跷可决。

尺左右弹，阴跷可别。关左右弹，带脉当决。

尺外斜上，至寸阴维。尺内斜上，至寸阳维。

督脉为病，脊强癫痫。任脉为病，七疝瘕坚。

冲脉为病，逆气里急。带主带下，脐痛精失。

阳维寒热，目眩僵仆。阴维心痛，胸胁刺筑。

阳跷为病，阳缓阴急。阴跷为病，阴缓阳急。

癫痫瘛疭，寒热恍惚。八脉脉症，各有所属。

[白话解]

对奇经八脉的诊断与十二经脉稍有区别。寸口脉直上直下如弓弦，若见于浮取的，为督脉的脉象；牢脉为冲脉病变的脉象；紧脉为任脉病变的脉象。寸部脉的弹指，时而向外，时而向里的，可以诊断阳跷脉的病变；尺部脉内外弹指的，可以诊断阴跷脉的病变；关部脉内外弹指的，可以诊断带脉的病变。脉自尺部外侧斜向前行而达寸部的，为阴维脉病变；脉自尺部内侧斜向前行而达寸部的，为阳维脉病变。

督脉病变，发生颈项脊背强直，见癫证或痫证。任脉有病，发生各种疝症或体内肿块。

冲脉有病，则内部气逆上冲，急迫不安；带脉有病，则女子带下、脐痛、男子遗精等病。

阳维主一身之表，阳维脉有病，则发生恶寒发热、眩晕昏厥等症；阴维主一身之里，阴维脉有病，则心胸疼痛、胸胁刺痛。

阳跷脉起于足跟，行外踝。阳跷脉有病，则外踝肌肤弛缓，内踝肌肤紧急；阴跷脉起于足跟，行内踝，阴跷脉有病，则内踝肌肤弛缓，外踝肌肤紧急。

总之，因奇经八脉失和可引起：癫痫病、瘛疭病、寒热病、恍惚病等，均分属奇经八脉的病证。

（十）真脏绝脉

[原文]

平人无脉，移于外络。兄位弟乘，阳溪列缺。

病脉既明，吉凶当别。经脉之外，又有真脉。

肝绝之脉，循刀责责。心绝之脉，转豆躁疾。

脾则雀啄，如屋之漏。如水之流，如杯之覆。

肺绝如毛，无根萧索。麻子动摇，浮波之合。

肾脉将绝，至如省客。来如弹石，去如解索。

命脉将绝，虾游鱼翔。至如涌泉，绝在膀胱。

真脉既形，胃已无气。参察色症，断之斯易。

阳病见阴，病必危殆。阴病见阳，虽困无害。

上不至关，阴气已绝。下不至关，阳气已竭。

伏脉止歇，脏绝倾危。散脉无根，形损难医。

[白话解]

寸口脉，一般都通过寸、关、尺三部。有人虽然没有病，寸口部却没有脉象，可能是寸口部的脉反移到手臂外侧。如同弟弟占据了哥哥的地位，所以不是病脉。它经过阳溪、列缺两个穴位。

对于各种病脉，既然清楚了，对于疾病的吉凶还当辨别清楚。在常见脉之外，还有几种真脏脉需要区分，均是脏气已绝、病情危重的脉象。

肝气已绝时，切诊到肝真脏脉，就像手指抚摸在刀刃上，感觉弦急而坚硬；心气绝时，脉形极短，像豆粒转动，来去急速。

脾气将绝时，脉有多种。有的像麻雀啄食的情况，跳动数次后即间有歇止；有的如屋漏滴水，好久脉来一次；有的如水之流，前后相接，脉搏至数不清；有的如杯倾覆，水流四溢，脉形散大而即行消失。

肺气将绝时，脉浮软无力如羽毛轻微触指，稍为重按时，沉候全无脉搏，冷冷落落地不见动静。肺的真脏脉，极速极微，次数好像麻子那样的细小而多；又好像水面微波两相撞击。

肾气将绝时，脉来如访客，初来脉搏充盈，旋即鼓动而去，时有时无。肾的真脏脉，来时如弹石，弹指特别有力；去时如解索散乱不规则。

命门将绝时，脉如虾游，时隐时现；又如鱼翔之状，似有似无。另外还有一种脉，它在浮候跳动极速，至数不清，如泉水涌出的样子，翻滚如水沸，这是膀胱之气已绝。

既然已经出现了真脏脉，证明胃气已无，再结合观察病色等其他症状，便可在心中对它诊断了。

热盛的阳性病，出现无力的阴类脉，说明正气已衰，病情必定危重而预后凶险。寒盛的阴性病，出现有力的阳类脉，说明正气尚旺，虽然病证表现严重，但尚无大的危险。

诊脉时，寸口脉的搏动仅在尺部，而不能上至关、寸，为阴气已绝，阳气独旺。而脉动仅在寸部，而不能下至关、尺，为阳气已竭，阴气独盛。

病中出现代脉的歇止表现，为脏气衰微，病多危险。散脉是无根脉，当身体衰弱之人出现散脉，则病重难治。

附录

濒湖脉学原文

七 言

浮阳

浮脉，举之有余，按之不足（《脉经》）。如微风吹鸟背上毛，厌厌聂聂（轻泛貌），如循榆荚（《素问》），如水漂木（崔氏），如捻葱叶（黎氏）。

（浮脉法天，有轻清在上之象。在卦为乾，在时为秋，在人为肺，又谓之毛。太过则中坚旁虚，如循鸡羽，病在外也；不及则气来毛微，病在中也。《脉诀》言，寻之如太过，乃浮兼洪紧之象，非浮脉也。）

体状诗

浮脉惟从肉上行，如循榆荚似毛轻。

三秋得令知无恙，久病逢之却可惊。

相类诗

浮如木在水中浮，浮大中空乃是芤。

拍拍而浮是洪脉，来时虽盛去悠悠。

浮脉轻平似捻葱，虚来迟大豁然空。

浮而柔细方为濡，散似杨花无定踪。

（浮而有力为洪，浮而迟大为虚，虚甚为散，浮而无力为芤，浮而柔细为濡。）

主病诗

浮脉为阳表病居，迟风数热紧寒拘。

浮而有力多风热，无力而浮是血虚。

寸浮头痛眩生风，或有风痰聚在胸。

关上土衰兼木旺，尺中溲便不流通。

（浮脉主表，有力表实，无力表虚，浮迟中风，浮数风热，浮紧风寒，浮缓风湿，浮虚伤暑，浮芤失血，浮洪虚热，浮散劳极。）

沉^阴

沉脉，重手按至筋骨乃得（《脉经》）。如绵裹砂，内刚外柔（杨氏）。如石投水，必极其底。

（沉脉法地，有渊泉在下之象，在卦为坎，在时为冬，在人为肾。又谓之石，亦曰营。太过则如弹石，按之益坚，病在外也；不及则气来虚微，去如数者，病在中也。《脉诀》言缓度三关，状如烂绵者，非也。沉有缓数及各部之沉，烂绵乃弱脉，非沉也。）

体状诗

水行润下脉来沉，筋骨之间软滑匀。

女子寸兮男子尺，四时如此号为平。

相类诗

沉帮筋骨自调匀，伏则推筋着骨寻。

沉细如绵真弱脉，弦长实大是牢形。

（沉行筋间，伏行骨上，牢大有力，弱细无力。）

主病诗

沉潜水蓄阴经病，数热迟寒滑有痰。

无力而沉虚与气，沉而有气积并寒。

寸沉痰郁水停胸，关主中寒痛不通。

尺部浊遗并泄痢，肾虚腰及下元痌。

（沉脉主里，有力里实，无力里虚。沉则为气，又主水蓄，沉迟痼冷，沉数内热，沉滑痰食，沉涩气郁，沉弱寒热，沉缓寒湿，沉紧冷痛，沉牢冷积。）

迟^阴

迟脉，一息三至，去来极慢（《脉经》）。

（迟为阳不胜阴，故脉来不及。《脉诀》言：重手乃得，是有沉无浮。一息三至，甚为易见。而曰隐隐，曰状且难，是涩脉矣，其谬可知。）

体状诗

迟来一息至惟三，阳不胜阴气血寒。

但把浮沉分表里，消阴须益火之原。

相类诗

脉来三至号为迟，小駃于迟作缓持。

迟细而难知是涩，浮而迟大以虚推。

（三至为迟，有力为缓，无力为涩，有止为结，迟甚为败，浮大而软为虚。黎氏曰：迟小而实，缓大而慢。迟为阴盛阳衰，缓为卫盛营弱，宜别之。）

102

主病诗

迟司脏病或多痰，沉痼癥瘕仔细看。

有力而迟为冷痛，迟而无力定虚寒。

寸迟必是上焦寒，关主中寒痛不堪。

尺是肾虚腰脚重，溲便不禁疝牵丸。

（迟脉主脏，有力冷痛，无力虚寒。浮迟表寒，沉迟里寒。）

数阳

数脉，一息六至（《脉经》）。脉流薄疾（《素问》）。

（数为阴不胜阳，故脉来太过。浮沉迟数，脉之纲领。《素问》《脉经》皆为正脉。《脉诀》立七表八里，而遗数脉，止歌于心脏，其妄甚矣。）

体状诗

数脉息间常六至，阴微阳盛必狂烦。

浮沉表里分虚实，惟有儿童作吉看。

相类诗

数比平人多一至，紧来如索似弹绳。

数而时止名为促，数见关中动脉形。

（数而弦急为紧，流利为滑，数而有止为促，数甚为疾，数见关中为动。）

主病诗

数脉为阳热可知，只将君相火来医。

实宜凉泻虚温补，肺病秋深却畏之。

寸数咽喉口舌疮，吐红咳嗽肺生疡。

当关胃火并肝火，尺属滋阴降火汤。

（数脉主腑，有力实火，无力虚火。浮数表热，沉数里热，气口数实肺痈，数虚肺痿。）

滑 阳中阴

滑脉，往来前却，流利展转，替替然如珠之应指（《脉经》）。漉漉如欲脱。

（滑为阴气有余，故脉来流利如水。脉者，血之府也。血盛则脉滑，故肾脉宜之；气盛则脉涩，故肺脉宜之。《脉诀》云：按之即伏，三关如珠，不进不退。是不分浮滑、沉滑、尺寸之滑也，今正之。）

体状相类诗

滑脉如珠替替然，往来流利却还前。

莫将滑数为同类，数脉惟看至数间。

（滑则如珠，数则六至。）

主病诗

滑脉为阳元气衰，痰生百病食生灾。

上为吐逆下蓄血，女脉调时定有胎。

寸滑膈痰生呕吐，吞酸舌强或咳嗽。

当关宿食肝脾热，渴痢癫淋看尺部。

（滑主痰饮，浮滑风痰，沉滑食痰，滑数痰火，
滑短宿食。《脉诀》言：关滑胃寒，尺滑脐似冰。
与《脉经》言：关滑胃热，尺滑血畜，妇人经病之
旨相反，其谬如此。）

涩阴

涩脉，细而迟，往来难，短且散，或一止复来
（《脉经》）。参伍不调（《素问》）。如轻刀刮竹
（《脉诀》），如雨沾沙，（《通真子》），如病蚕
食叶。

（涩为阳气有余，气盛则血少，故脉来塞滞，而肺宜之。《脉诀》言：指下寻之似有，举之全无。与《脉经》所云，绝不相干。）

体状诗

细迟短涩往来难，散止依稀应指间。

如雨沾沙容易散，病蚕食叶慢而艰。

相类诗

参伍不调名曰涩，轻刀刮竹短而难。

微似秒芒微软甚，浮沉不别有无间。

（细迟短散，时一止曰涩；极细而软，重按若绝曰微；浮而柔细曰濡；沉而柔细曰弱。）

主病诗

涩缘血少或伤精，反胃亡阳汗雨淋。

寒湿入营为血痹，女人非孕即无经。

寸涩心虚痛对胸，胃虚胁胀察关中。

尺为精血俱伤候，肠结溲淋或下红。

（涩主血少精伤之病，女人有孕为胎病，无孕为败血。杜光庭云：涩脉独见尺中，形散同代，为死脉。）

106

虚_阴

虚脉，迟大而软，按之无力，隐指豁豁然空（《脉经》）。

（崔紫虚云：形大力薄，其虚可知。《脉诀》言：寻之不足，举之有余。止言浮脉，不见虚状。杨仁斋言：状似柳絮，散漫而迟。滑氏言：散大而软，皆是散脉，非虚也。）

体状相类诗

举之迟大按之松，脉状无涯类谷空。

莫把芤虚为一例，芤来浮大似慈葱。

（虚脉浮大而迟，按之无力。芤脉浮大，按之中空，芤为脱血。虚为血虚。浮散二脉见浮脉。）

主病诗

脉虚身热为伤暑，自汗怔忡惊悸多。

发热阴虚须早治，养营益气莫蹉跎。

血不荣心寸口虚，关中腹胀食难舒。

骨蒸痿痹伤精血，却在神门两部居。

（《经》曰：血虚脉虚；曰：气来虚微为不及，

病在内；曰：久病脉虚者死。）

实^阳

实脉，浮沉皆得，脉大而长，微弦，应指幅幅
然（《脉经》）。

（幅幅，坚实貌。《脉诀》言：如绳应指来，乃
紧脉，非实脉也。）

体状诗
浮沉皆得大而长，应指无虚幅幅强。

热蕴三焦成壮火，通肠发汗始安康。

相类诗
实脉浮沉有力强，紧如弹索转无常。

须知牢脉帮筋骨，实大微弦更带长。

（浮沉有力为实，弦急弹指为紧，沉而实大微弦
而长为牢。）

主病诗
实脉为阳火郁成，发狂谵语吐频频。

或为阳毒或伤食，大便不通或气疼。

寸实应知面热风，咽疼舌强气填胸。

当关脾热中宫满，尺实腰肠痛不通。

（《经》曰：血实脉实。曰：脉实者，水谷为病。曰：气来实强是谓太过。《脉诀》言，尺实小便不禁，与《脉经》尺实小腹痛、小便难之说相反。洁古不知其谬，《诀》为虚寒，药用姜附，愈误矣。）

长^阳

长脉，不大不小，迢迢自若（朱氏）。如循长竿末梢，为平；如引绳，如循长竿，为病（《素问》）。

（长有三部之长，一部之长，在时为春，在人为肝；心脉长，神强气壮；肾脉长，蒂固根深。《经》曰：长则气治，皆言平脉也。）

体状相类诗

过于本位脉名长，弦则非然但满张。

弦脉与长争较远，良工尺度自能量。

（实、牢、弦、紧皆兼长脉。）

主病诗

长脉迢迢大小匀，反常为病似牵绳。

若非阳毒癫痫病，即是阳明热势深。

（长主有余之病。）

短 阴

短脉，不及本位（《脉诀》）。应指而回，不能满部（《脉经》）。

（戴同父云：短脉只见尺寸。若关中见短，上不通寸，下不通尺，是阴阳绝脉，必死矣。故关不诊短。黎居士云：长短未有定体，诸脉举按之，过于本位者为长，不及本位者为短。长脉属肝宜于春。短脉属肺宜于秋。但诊肝肺，长短自见。短脉两头无，中间有，不及本位，乃气不足以前导其血也。）

体状相类诗

两头缩缩名为短，涩短迟迟细且难。

短涩而浮秋喜见，三春为贼有邪干。

（涩、微、动、结，皆兼短脉。）

主病诗

短脉惟于尺寸寻，短而滑数酒伤神。

浮为血涩沉为痞，寸主头疼尺腹疼。

（《经》曰：短则气病，短主不及之病。）

洪阳

洪脉，指下极大（《脉经》）。来盛去衰（《素问》）。来大去长（《通真子》）。

（洪脉在卦为离，在时为夏，在人为心。《素问》谓之大，亦曰钩。滑氏曰：来盛去衰，如钩之曲，上而复下。应血脉来去之象，象万物敷布下垂之状。詹炎举言，如环珠者，非。《脉诀》云：季夏宜之，秋季、冬季，发汗通肠。俱非洪脉所宜，盖谬也。）

体状诗

脉来洪盛去还衰，满指滔滔应夏时。

若在春秋冬月分，升阳散火莫狐疑。

相类诗

洪脉来时拍拍然，去衰来盛似波澜。

欲知实脉参差处，举按弦长愊愊坚。

（洪而有力为实，实而无力为洪。）

主病诗

脉洪阳盛血应虚，相火炎炎热病居。

胀满胃翻须早治，阴虚泄痢可踌躇。

寸洪心火上焦炎，肺脉洪时金不堪。

肝火胃虚关内察，肾虚阴火尺中看。

（洪主阳盛阴虚之病，泄痢失血久嗽者忌之。《经》曰：形瘦脉大多气者死。曰：脉大则病进。）

微阴

微脉，极细而软，按之如欲绝，若有若无（《脉经》）。细而稍长（戴氏）。

（《素问》谓之小。气血微则脉微。）

体状相类诗

微脉轻微瞥瞥乎，按之欲绝有如无。

微为阳弱细阴弱。细比于微略较粗。

（轻诊即见，重按如欲绝者，微也。往来如线而常有者，细也。仲景曰：脉瞥瞥如羹上肥者，阳气微；萦萦如蚕丝细者，阴气衰；长病得之死，卒病得之生。）

主病诗

气血微兮脉亦微，恶寒发热汗淋漓。

男为劳极诸虚候，女作崩中带下医。

寸微气促或心惊，关脉微时胀满形。

尺部见之精血弱，恶寒消瘅痛呻吟。

（微主久虚血弱之病，阳微恶寒，阴微发热。《脉诀》云：崩中日久肝阴竭，漏下多时骨髓枯。）

紧阳

紧脉，来往有力，左右弹人手（《素问》）。如转索无常（仲景），数如切绳（《脉经》），如纫箄线（丹溪）。

（紧乃热为寒束之脉，故急数如此，要有神气。《素问》谓之急。《脉诀》言：寥寥入尺来。崔氏言：如线，皆非紧状。或以浮紧为弦，沉紧为牢，亦近似耳。）

体状诗

举如转索切如绳，脉象因之得紧名。

总是寒邪来作寇，内为腹痛外身疼。

相类诗

见弦、实。

主病诗

紧为诸痛主于寒，喘咳风痫吐冷痰。

浮紧表寒须发越，紧沉温散自然安。

寸紧人迎气口分，当关心腹痛沉沉。

尺中有紧为阴冷，定是奔豚与疝疼。

（诸紧为寒、为痛，人迎紧盛伤于寒，气口紧盛伤于食，尺紧痛居其腹。况乃疾在其腹。中恶浮紧、咳嗽沉紧，皆主死。）

缓 阴

缓脉，去来小驶于迟（《脉经》），一息四至（戴氏）。如丝在经，不卷其轴，应指和缓，往来甚匀（张太素）。如初春杨柳舞风之象（杨玄操），如微风轻飐柳梢（滑伯仁）。

（缓脉在卦为坤，在时为四季，在人为脾。阳寸、阴尺，上下同等，浮大而软，无有偏胜者，平脉也。若非其时，即为有病。缓而和匀，不浮不沉，不疾不徐，不微不弱者，即为胃气。故杜光庭云：欲知死期何以取？古贤推定五般土。阳土须知不遇阴，阴土遇阴当细数。详《玉函经》。）

体状诗

缓脉阿阿四至通，柳梢袅袅飐轻风。

欲从脉里求神气，只在从容和缓中。

相类诗

见迟脉。

主病诗

缓脉营衰卫有余，或风或湿或脾虚。

上为项强下痿痹，分别浮沉大小区。

寸缓风邪项背拘，关为风眩胃家虚。

神门濡泄或风秘，或是蹒跚足力迂。

（浮缓为风，沉缓为湿，缓大风虚，缓细湿痹，缓涩脾虚，缓弱气虚。《脉诀》言：缓主脾热口臭、反胃、齿痛、梦鬼诸病。出自杜撰，与缓无关。）

芤 _{阳中阴}

芤脉，浮大而软，按之中央空，两边实（《脉经》)。中空外实，状如慈葱。

（芤，慈葱也。《素问》无芤名。刘三点云：芤脉何似？绝类慈葱，指下成窟，有边无中。戴同父云：营行脉中，脉以血为形，芤脉中空，脱血之象也。《脉经》云：三部脉芤，长病得之生，卒病得之死。《脉诀》言：两头有，中间无，是脉断截矣。又言：主淋沥、气入小肠。与失血之候相反，误世不小。）

体状诗

芤形浮大软如葱，边实须知内已空。

火犯阳经血上溢，热侵阴络下流红。

相类诗

中空旁实乃为芤，浮大而迟虚脉呼。

芤更带弦名曰革，芤为失血革血虚。

主病诗

寸芤积血在于胸，关里逢芤肠胃痈。

尺部见之多下血，赤淋红痢漏崩中。

弦 阳中阴

弦脉，端直以长（《素问》），如张弓弦（《脉经》），按之不移，绰绰如按琴瑟弦（巢氏），状若筝弦（《脉诀》），从中直过，挺然指下（《刊误》）。

（弦脉在卦为震，在时为春，在人为肝。轻虚以滑者平，实滑如循长竿者病，劲急如新张弓弦者死。池氏曰：弦紧而数劲为太过，弦紧而细为不及。戴同父曰：弦而软，其病轻；弦而硬，其病重。《脉诀》言：时时带数。又言：脉紧状绳牵。皆非弦象，今削之。）

体状诗

弦脉迢迢端直长，肝经木旺土应伤。

怒气满胸常欲叫，翳蒙瞳子泪淋浪。

相类诗

弦来端直似丝弦，紧则如绳左右弹。

紧言其力弦言象，牢脉弦长沉伏间。

（又见长脉。）

主病诗

弦应东方肝胆经，饮痰寒热疟缠身。

浮沉迟数须分别，大小单双有重轻。

寸弦头痛膈多痰，寒热癥瘕察左关。

关右胃寒心腹痛，尺中阴疝脚拘挛。

（弦为木盛之病。浮弦支饮外溢，沉弦悬饮内
痛。疟脉自弦，弦数多热，弦迟多寒。弦大主虚，
弦细拘急。阳弦头痛，阴弦腹痛。单弦饮癖，双弦
寒痼。若不食者，木来克土，必难治。）

革_阴

革脉，弦而芤（仲景），如按鼓皮（丹溪）。

（仲景曰：弦则为寒，芤则为虚，虚寒相搏，此
名曰革。男子亡血失精，妇人半产漏下。《脉经》
曰：三部脉革，长病得之死，卒病得之生。时珍曰：
此即芤弦二脉相合，故均主失血之候。诸家脉书，
皆以为牢脉，故或有革无牢，有牢无革，混淆不辨。
不知革浮牢沉，革虚牢实，形证皆异也。又按《甲
乙经》曰：浑浑革革，至如涌泉，病进而危；弊弊

绰绰，其去如弦绝者死。谓脉来浑浊革变，急如涌泉，出而不反也。王贶以为溢脉，与此不同。）

体状主病诗

革脉形如按鼓皮，芤弦相合脉寒虚。

女人半产并崩漏，男子营虚或梦遗。

相类诗

见芤、牢。

牢 阴中阳

牢脉，似沉似伏，实大而长，微弦（《脉经》）。

（扁鹊曰：牢而长者，肝也。仲景曰：寒则牢坚，有牢固之象。沈氏曰：似沉似伏，牢之位也；实大弦长，牢之体也。《脉诀》不言形状，但云寻之则无，按之则有。云脉入皮肤辨息难，又以牢为死脉，皆孟浪谬误。）

体状相类诗

弦长实大脉牢坚，牢位常居沉伏间。

革脉芤弦自浮起，革虚牢实要详看。

主病诗

寒则牢坚里有余，腹心寒痛木乘脾。

疝㿗癥瘕何愁也，失血阴虚却忌之。

（牢主寒实之病，木实则为痛。扁鹊云：软为虚，牢为实。失血者，脉宜沉细，反浮大而牢者死，虚病见实脉也。《脉诀》言：骨间疼痛，气居于表。池氏以为肾传于脾，皆谬妄不经。）

濡阴

濡脉，极软而浮细，如帛在水中，轻手相得，按之无有（《脉经》），如水上浮沤。

（帛浮水中，重手按之，随手而没之象。《脉诀》言：按之似有，举还无，是微脉，非濡也。）

体状诗

濡形浮细按须轻，水面浮绵力不禁。

病后产中犹有药，平人若见是无根。

相类诗

浮而柔细知为濡，沉细而柔作弱持。

微则浮微如欲绝，细来沉细近于微。

（浮细如绵曰濡，沉细如绵曰弱，浮而极细如绝曰微，沉而极细不断曰细。）

主病诗

濡为亡血阴虚病，髓海丹田暗已亏。

汗雨夜来蒸入骨，血山崩倒湿侵脾。

寸濡阳微自汗多，关中其奈气虚何。

尺伤精血虚寒甚，温补真阴可起疴。

（濡主血虚之病，又为伤湿。）

弱阴

弱脉，极软而沉细，按之乃得，举手无有（《脉经》）。

（弱乃濡之沉者。《脉诀》言：轻手乃得。黎氏，譬如浮沤，皆是濡脉，非弱也。《素问》曰：脉弱以滑，是有胃气。脉弱以涩，是谓久病。病后老弱见之顺，平人少年见之逆。）

体状诗

弱来无力按之柔，柔细而沉不见浮。

阳陷入阴精血弱，白头犹可少年愁。

相类诗

见濡脉。

主病诗

　　弱脉阴虚阳气衰，恶寒发热骨筋痿。

　　多惊多汗精神减，益气调营急早医。

　　寸弱阳虚病可知，关为胃弱与脾衰。

　　欲求阳陷阴虚病，须把神门两部推。

　　（弱主气虚之病。仲景曰：阳陷入阴，故恶寒发热。又云：弱主筋，沉主骨，阳浮阴弱，血虚筋急。柳氏曰：气虚则脉弱，寸弱阳虚，尺弱阴虚，关弱胃虚。）

散阴

　　散脉，大而散。有表无里（《脉经》），涣漫不收（崔氏），无统纪无拘束，至数不齐，或来多去少，或去多来少，涣散不收，如杨花散漫之象（柳氏）。

　　（戴同父曰：心脉浮大而散，肺脉短涩而散，平脉也。心脉软散，怔忡；肺脉软散，汗出；肝脉软

散，溢饮；脾脉软散，胕肿，病脉也。肾脉软散，
诸病脉代散，死脉也。《难经》曰：散脉独见则危。
柳氏曰：散为气血俱虚，根本脱离之脉，产妇得之
生，孕妇得之堕。）

体状诗

散似杨花散漫飞，去来无定至难齐。

产为生兆胎为堕，久病逢之不必医。

相类诗

散脉无拘散漫然，濡来浮细水中绵。

浮而迟大为虚脉，芤脉中空有两边。

主病诗

左寸怔忡右寸汗，溢饮左关应软散。

右关软散胻胕肿，散居两尺魂应断。

细阴

细脉，小于微而常有，细直而软，若丝线之应
指（《脉经》）。

（《素问》谓之小。王启玄言如莠蓬，状其柔细
也。《脉诀》言：往来极微，是微反大于细矣，与

《经》相背。)

体状诗

细来累累细如丝，应指沉沉无绝期。

春夏少年俱不利，秋冬老弱却相宜。

相类诗

见微、濡。

主病诗

细脉萦萦血气衰，诸虚劳损七情乖。

若非湿气侵腰肾，即是伤精汗泄来。

寸细应知呕吐频，入关腹胀胃虚形。

尺逢定是丹田冷，泄痢遗精号脱阴。

（《脉经》曰：细为血少气衰。有此证则顺，否则逆。故吐衄得沉细者生。忧劳过度者，脉亦细。）

伏阴

伏脉，重按着骨，指下裁动（《脉经》）。脉行筋下（《刊误》）。

（《脉诀》言：寻之似有，定息全无，殊为舛谬。）

体状诗

伏脉推筋着骨寻，指间裁动隐然深。

伤寒欲汗阳将解，厥逆脐疼证属阴。

相类诗

见沉脉。

主病诗

伏为霍乱吐频频，腹痛多缘宿食停。

蓄饮老痰成积聚，散寒温里莫因循。

食郁胸中双寸伏，欲吐不吐常兀兀。

当关腹痛困沉沉，关后疝疼还破腹。

（伤寒，一手脉伏曰单伏，两手脉伏曰双伏，不可以阳证见阴为诊。乃火邪内郁，不得发越，阳极似阴，故脉伏，必有大汗而解。正如久旱将雨，六合阴晦，雨后庶物皆苏之义。又有夹阴伤寒，先有伏阴在内，外复感寒，阴盛阳衰，四脉厥逆，六脉沉伏，须投姜附及灸关元，脉乃复出也。若太溪、冲阳皆无脉者，必死。《脉诀》言：徐徐发汗。洁古以附子细辛麻黄汤主之，皆非也。刘元宾曰：伏脉不可发汗。）

动^阳

动乃数脉，见于关上下，无头尾，如豆大，厥厥动摇。

（仲景曰：阴阳相搏名曰动，阳动则汗出，阴动则发热，形冷恶寒，此三焦伤也。成无己曰：阴阳相搏，则虚者动，故阳虚则阳动，阴虚则阴动。庞安常曰：关前三分为阳，后三分为阴，关位半阴半阳，故动随虚见。《脉诀》言：寻之似有，举之还无，不离其处，不往不来，三关沉沉。含糊谬妄，殊非动脉。詹氏言其形鼓动如钩、如毛者，尤谬。）

体状诗
动脉摇摇数在关，无头无尾豆形团。

其原本是阴阳搏，虚者摇兮胜者安。

主病诗
动脉专司痛与惊，汗因阳动热因阴。

或为泄痢拘挛病，男子亡精女子崩。

（仲景曰：动则为痛为惊。《素问》曰：阴虚阳搏，谓之崩。又曰：妇人手少阴脉动甚者，妊子也。）

促阳

促脉，来去数，时一止复来（《脉经》）。如蹶之趣，徐疾不常（黎氏）。

（《脉经》但言，数而止为促，《脉诀》乃云：并居寸口，不言时止者，谬矣。数止为促，缓止为结，何独寸口哉！）

体状诗
促脉数而时一止，此为阳极欲亡阴。

三焦郁火炎炎盛，进必无生退可生。

相类诗
见代脉。

主病诗
促脉惟将火病医，其因有五细推之。

时时喘咳皆痰积，或发狂斑与毒疽。

（促主阳盛之病。促、结之因，皆有气、血、痰、饮、食五者之别。一有留滞，则脉必见止也。）

结阴

结脉，往来缓，时一止复来（《脉经》）。

（《脉诀》言：或来或去，聚而却还。与结无关。仲景有累累如循长竿曰阴结，蔼蔼如车盖曰阳结。《脉经》又有如麻子动摇，旋引旋收，聚散不常者曰结，主死。此三脉，名同实异也。）

体状诗

结脉缓而时一止，独阴偏盛欲亡阳。

浮为气滞沉为积，汗下分明在主张。

相类诗

见代脉。

主病诗

结脉皆因气血凝，老痰结滞苦沉吟。

内生积聚外痈肿，疝瘕为殃病属阴。

（结主阴盛之病。越人曰：结甚则积甚，结微则气（积）微，浮结外有痛积，伏结内有积聚。）

代阴

代脉，动而中止，不能自还，因而复动（仲景）。脉至还入尺，良久方来（吴氏）。

（脉一息五至，肺、心、脾、肝、肾五脏之气，皆足五十动而一息，合大衍之数，谓之平脉。反此则止乃见焉，肾气不能至，则四十动一止；肝气不能至，则三十动一止。盖一脏之气衰，而他脏之气代至也。《经》曰：代则气衰。滑伯仁曰：若无病，赢瘦脉代者，危脉也。有病而气血乍损，气不能续者，只为病脉。伤寒心悸脉代者，复脉汤主之。妊娠脉代者，其胎百日。代之生死，不可不辨。）

体状诗

动而中止不能还，复动因而作代看。

病者得之犹可疗，平人却与寿相关。

相类诗

数而时止名为促，缓止须将结脉呼。

止不能回方是代，结生代死自殊途。

（促、结之止无常数，或二动、三动，一止即来。代脉之止有常数，必依数而止，还入尺中，良久方来也。）

主病诗

代脉元因脏气衰，腹痛泄痢下元亏。

或为吐泻中宫病，女子怀胎三月兮。

（《脉经》曰：代散者死。主泄及便脓血。）

五十不止身无病，数内有止皆知定。四十一止一脏绝，四年之后多亡命。三十一止即三年，二十一止二年应。十动一止一年殂，更观气色兼形证。两动一止三四日，三四动止应六七。五六一止七八朝，次第推之自无失。

（戴同父曰：脉必满五十动，出自《难经》；而《脉诀》五脏歌，皆以四十五动为准，乖于经旨。柳东阳曰：古以动数候脉，是吃紧语。须候五十动，乃知五脏缺失。今人指到腕臂，即云见了。夫五十动，岂弹指间事耶？故学人当诊脉、问证、听声、观色，斯备四诊而无失。）

四言举要

脉乃血派，气血之先。血之隧道，气息应焉。

其象法地，血之府也。心之合也，皮之部也。

资始于肾，资生于胃。阳中之阴，本乎营卫。

营者阴血，卫者阳气。营行脉中，卫行脉外。

脉不自行，随气而至。气动脉应，阴阳之义。

气如囊籥，血如波澜。血脉气息，上下循环。

十二经中，皆有动脉。惟手太阴，寸口取决。

此经属肺，上系吭嗌。脉之大会，息之出入。

一呼一吸，四至为息。日夜一万，三千五百。

一呼一吸，脉行六寸。日夜八百，十丈为准。

初持脉时，令仰其掌。掌后高骨，是谓关上。

关前为阳，关后为阴。阳寸阴尺，先后推寻。

心肝居左，肺脾居右。肾与命门，居两尺部。

魂魄谷神，皆见寸口。左主司官，右主司府。

左大顺男，右大顺女。本命扶命，男左女右。

关前一分，人命之主。左为人迎，右为气口。

神门决断，两在关后。人无二脉，病死不救。

男女脉同，惟尺则异。阳弱阴盛，反此病至。

脉有七诊，曰浮中沉。上下左右，消息求寻。

又有九候，举按轻重。三部浮沉，各候五动。

寸候胸上，关候膈下。尺候于脐，下至跟踝。

左脉候左，右脉候右。病随所在，不病者否。

浮为心肺，沉为肾肝。脾胃中州，浮沉之间。

心脉之浮，浮大而散。肺脉之浮，浮涩而短。

肝脉之沉，沉而长弦。肾脉之沉，沉实而软。

脾胃脉来，总宜和缓。命门元阳，两尺同断。

春弦夏洪，秋毛冬石。四季和缓，是谓平脉。

太过实强，病生于外。不及虚微，病生于内。

春得秋脉，死在金日。五脏准此，推之不失。

四时百病，胃气为本。脉贵有神，不可不审。

调停自气，呼吸定息。四至五至，平和之则。

三至为迟，迟则为冷。六至为数，数即热证。

转迟转冷，转数转热。迟数既明，浮沉当别。

浮沉迟数，辨内外因。外因于天，内因于人。

天有阴阳，风雨晦冥。人喜怒忧，思悲恐惊。

外因之浮，则为表证。沉里迟阴，数则阳盛。

内因之浮，虚风所为。沉气迟冷，数热何疑。

浮数表热，沉数里热。浮迟表虚，沉迟冷结。

表里阴阳，风气冷热。辨内外因，脉证参别。

脉理浩繁，总括于四。既得提纲，引申触类。

浮脉法天，轻手可得。泛泛在上，如水漂木。

有力洪大，来盛去悠。无力虚大，迟而且柔。

虚甚则散，涣漫不收。有边无中，其名曰芤。

浮小为软，绵浮水面。软甚则微，不任寻按。

沉脉法地，近于筋骨。深深在下，沉极为伏。

有力为牢，实大弦长。牢甚则实，愊愊而强。

无力为弱，柔小如绵。弱甚则细，如蛛丝然。

迟脉属阴，一息三至。小快于迟，缓不及四。

二损一败，病不可治。两息夺精，脉已无气。

浮大虚散，或见芤革。浮小濡微，沉小细弱。

迟细为涩，往来极难。似止非止，短散两兼。

结则来缓，止而复来。代则来缓，止不能回。

数脉属阳，六至一息。七疾八极，九至为脱。

浮大者洪，沉大牢实。往来流利，是谓之滑。

有力为紧，弹如绳转。数见寸口，有止为促。

数见关中，动脉可候。厥厥动摇，状如小豆。

长则气治，过于本位。长而端直，弦脉应指。

短则气病，不能满部。不见于关，惟尺寸候。

一脉一形，各有主病。数脉相兼，则见诸证。

浮脉主表，里必不足。有力风热，无力血弱。

浮迟风虚，浮数风热。浮紧风寒，浮缓风湿。

浮虚伤暑，浮芤失血。浮洪虚火，浮微劳极。

浮软阴虚，浮散虚剧。浮弦痰饮，浮滑痰热。

沉脉主里，主寒主积。有力痰食，无力气郁。

沉迟虚寒，沉数热伏。沉紧冷痛，沉缓水蓄。

沉牢痼冷，沉实热极。沉弱阴虚，沉细痹湿。

沉弦饮痛，沉滑宿食。沉伏吐利，阴毒聚积。

迟脉主脏，阳气伏潜。有力为痛，无力虚寒。

数脉主腑，主吐主狂。有力为热，无力为疮。

滑脉主痰，或伤于食。下为蓄血，上为吐逆。

涩脉少血，或中寒湿。反胃结肠，自汗厥逆。

弦脉主饮，病属胆肝。弦数多热，弦迟多寒。

浮弦支饮，沉弦悬痛。阳弦头痛，阴弦腹痛。

紧脉主寒，又主诸痛。浮紧表寒，沉紧里痛。

长脉气平，短脉气病。细则气少，大则病进。

浮长风痫，沉短宿食。血虚脉虚，气实脉实。

洪脉为热，其阴则虚。细脉为湿，其血则虚。

缓大者风，缓细者湿。缓涩血少，缓滑内热。

软小阴虚，弱小阳竭。阳竭恶寒，阴虚发热。

阳微恶寒，阴微发热。男微虚损，女微泻血。

阳动汗出，阴动发热。为痛与惊，崩中失血。

虚寒相搏，其名为革。男子失精，女子失血。

阳盛则促，肺痈阳毒。阴盛则结，疝瘕积郁。

代则气衰，或泄脓血。伤寒心悸，女胎三月。

脉之主病，有宜不宜。阴阳顺逆，凶吉可推。

中风浮缓，急实则忌。浮滑中痰，沉迟中气。

尸厥沉滑，卒不知人。入脏身冷，入腑身温。

风伤于卫，浮缓有汗。寒伤于营，浮紧无汗。

暑伤于气，脉虚身热。湿伤于血，脉缓细涩。

伤寒热病，脉喜浮洪。沉微涩小，症反必凶。

汗后脉静，身凉则安。汗后脉躁，热甚必难。

饮食内伤，气口急滑。劳倦内伤，脾脉大弱。

欲知是气，下手脉沉。沉极则伏，涩弱久深。

火郁多沉，滑痰紧食。气涩血芤，数火细湿。

滑主多痰，弦主留饮。热则滑数，寒则弦紧。

浮滑兼风，沉滑兼气。食伤短疾，湿留软细。

疟脉自弦，弦数者热。弦迟者寒，代散者折。

泄泻下痢，沉小滑弱。实大浮洪，发热则恶。

呕吐反胃，浮滑者昌。弦数紧涩，结肠者亡。

霍乱之候，脉代勿讶。厥逆迟微，是则可怕。

咳嗽多浮，聚胃关肺。沉紧小危，浮软易治。

喘急息肩，浮滑者顺。沉涩肢寒，散脉逆症。

病热有火，洪数可医。沉微无火，无根者危。

骨蒸发热，脉数而虚。热而涩小，必殒其躯。

劳极诸虚，浮软微弱。脾败双弦，火炎急数。

诸病失血，脉必见芤。缓小可喜，数大可忧。

瘀血内蓄，却宜牢大。沉小涩微，反成其害。

遗精白浊，微涩而弱。火盛阴虚，芤软洪数。

三消之脉，浮大者生。细小微涩，形脱可惊。

小便淋闭，鼻头色黄。涩小无血，数大何妨。

大便燥结，须分气血。阳数而实，阴迟而涩。

癫乃重阴，狂乃重阳。浮洪吉兆，沉急凶殃。

136

痫脉宜虚，实急者恶。浮阳沉阴，滑痰数热。

喉痹之脉，数热迟寒。缠喉走马，微伏则难。

诸风眩晕，有火有痰。左涩死血，右大虚看。

头痛多弦，浮风紧寒。热洪湿细，缓滑厥痰。

气虚弦软，血虚微涩。肾厥弦坚，真痛短涩。

心腹之痛，其类有九。细迟愈速，浮大延久。

疝气弦急，积聚在里。牢急者生，弱急者死。

腰痛之脉，多沉而弦。兼浮者风，兼紧者寒。

弦滑痰饮，软细肾着。大乃肾虚，沉实闪肭。

脚气有四，迟寒数热。浮滑者风，软细者湿。

痿病肺虚，脉多微缓。或涩或紧，或细或软。

风寒湿气，合而为痹。浮涩而紧，三脉乃备。

五疸实热，脉必洪数。涩微属虚，切忌发渴。

脉得诸沉，责其有水。浮气与风，沉石或里。

沉数为阳，沉迟为阴。浮大出厄，虚小可惊。

胀满脉弦，脾受肝虐。湿热数洪，阴寒迟弱。

浮为虚满，紧则中实。浮大可治，虚小危极。

五脏为积，六腑为聚。实强者生，沉细者剧。

中恶腹胀，紧细者生。脉若浮大，邪气已深。

痈疽浮散，恶寒发热。若有痛处，痈疽所发。

脉数发热，而痛者阳。不数不热，不疼阴疮。

未溃痈疽，不怕洪大。已溃痈疽，洪大可怕。

肺痈已成，寸数而实。肺痿之形，数而无力。

肺痈色白，脉宜短涩。不宜浮大，唾糊呕血。

肠痈实热，滑数可知。数而不热，关脉芤虚。

微涩而紧，未脓当下。紧数脓成，切不可下。

妇人之脉，以血为本。血旺易胎，气旺难孕。

少阴动甚，谓之有子。尺脉滑利，妊娠可喜。

滑疾不散，胎必三月。但疾不散，五月可必。

左疾为男，右疾为女。女腹如箕，男腹如釜。

欲产之脉，其至离经。水下乃产，未下勿惊。

新产之脉，缓滑为吉。实大弦牢，有症则逆。

小儿之脉，七至为平。更察色证，与虎口文。

奇经八脉，其诊又别。直上直下，浮则为督。

牢则为冲，紧则任脉。寸左右弹，阳跷可决。

尺左右弹，阴跷可别。关左右弹，带脉当决。

尺外斜上，至寸阴维。尺内斜上，至寸阳维。

督脉为病，脊强癫痫。任脉为病，七疝瘕坚。

冲脉为病，逆气里急。带主带下，脐痛精失。

阳维寒热，目眩僵仆。阴维心痛，胸胁刺筑。

阳跷为病，阳缓阴急。阴跷为病，阴缓阳急。

癫痫瘛疭，寒热恍惚。八脉脉症，各有所属。

平人无脉，移于外络。兄位弟乘，阳溪列缺。

病脉既明，吉凶当别。经脉之外，又有真脉。

肝绝之脉，循刀责责。心绝之脉，转豆躁疾。

脾则雀啄，如屋之漏。如水之流，如杯之覆。

肺绝如毛，无根萧索。麻子动摇，浮波之合。

肾脉将绝，至如省客。来如弹石，去如解索。

命脉将绝，虾游鱼翔。至如涌泉，绝在膀胱。

真脉既形，胃已无气。参察色症，断之斯易。

阳病见阴，病必危殆。阴病见阳，虽困无害。

上不至关，阴气已绝。下不至关，阳气已竭。

伏脉止歇，脏绝倾危。散脉无根，形损难医。